Wie die sozialen Medien beinahe meine Beziehung zerstört hätten, und warum es auch dich treffen kann.

Gwendoline P Point

Impressum

Bibliografische Information der Deutschen Nationalbibliothek:
Die Deutsche Nationalbibliothek verzeichnet diese Publikation in der
Deutschen Nationalbibliografie; detaillierte bibliografische Daten sind
im Internet über http://dnb.dnb.de abrufbar.

© 2024 Gwendoline P Point

Lektorat: R.R
Korrektorat: R.R.

Verlag: BoD · Books on Demand GmbH, In de Tarpen 42,
22848 Norderstedt
Druck: Libri Plureos GmbH, Friedensallee 273, 22763 Hamburg

ISBN: 978-3-7693-1013-9

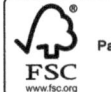

MIX
Papier aus verantwortungsvollen Quellen
Paper from responsible sources
FSC
www.fsc.org
FSC® C105338

Wie die sozialen Medien, beinahe meine Beziehung zerstört hätten und warum es auch dich treffen kann

<u>Trigger Warnung:</u>

In diesem Ratgeber werden Themen behandelt, die für einige Leser emotional belastend sein können. Dazu gehören Vertrauensprobleme, emotionale Verletzungen und die Auswirkungen von Social Media auf Beziehungen. Wenn du dich mit diesen Themen unwohl fühlst, nimm dir bitte Zeit beim Lesen und gönne dir eine Pause, wenn nötig.

Einleitung:

Vor einigen Wochen geriet unsere Beziehung in eine schwere Krise. Eine Frau schrieb meinem Mann über TikTok wiederholt Nachrichten und ging schließlich so weit, ihm ein intimes Video zu senden. Diese unerwartete und schmerzhafte Erfahrung hat uns beide tief getroffen und unsere Partnerschaft auf eine harte Probe gestellt – so sehr, dass unsere Beziehung beinahe daran zerbrochen wäre. In diesem Ratgeber möchte ich dir helfen, die Auswirkungen von Social Media auf Beziehungen besser zu verstehen und zu bewältigen. Wir werden sensible Themen wie intime Inhalte, unerwünschte Nachrichten und die emotionalen Herausforderungen, die sie mit sich bringen können, genauer unter die Lupe nehmen.

Der Moment, der alles veränderte

Diesen Mittwochabend den 05.06.24, werde ich in meinem Leben nicht mehr vergessen. Einen Verdacht hatte ich schon seit Tagen, dass sich in unserer Beziehung etwas verändert hat. Aber was genau, das konnte ich nicht mit Sicherheit sagen. Ahnungslos setze ich mich auf das graue Sofa, das vor unserem Schlafzimmer steht. Die kurzen Hosen von Roli fallen mir erst auf, als ich mich daraufsetze.

Dabei entdecke ich sein Handy, und ab diesem Moment ist nichts mehr so, wie es bis zu diesem Zeitpunkt war. Lange Rede, kurzer Sinn: Ich habe soeben die Bestätigung für meinen Verdacht gefunden. Dutzende Liebeserklärungen von einer Frau, die mir völlig unbekannt ist. Ein Video hat sie ebenfalls geschickt. Ich weiß genau, was ich da sehen werde, kann mich aber nicht davon abhalten, es zu öffnen. Also werde ich mir wohl oder übel gleich selbst wehtun. Wie ein Donnerschlag trifft mich dieses Video mitten in die Fresse. In Sekundenschnelle überkommt mich eine Traurigkeit, vermischt mit Wut, Unverständnis und Angst. Mir wird gleichzeitig heiß und kalt. Ich schwitze und friere, während sich meine Augen mit Tränen füllen und meine Beine im Takt meines schnellen Herzschlags zu zittern beginnen.

Roli, der sich gerade unter der Dusche befindet, reißt den Vorhang auf, als ich das Badezimmer betrete.

Mit weitaufgerissenen Augen sieht er mich fragend an. Ich lasse ihn weder zu Wort kommen noch aus der Dusche steigen, sondern strecke ihm das Handy ins Gesicht und frage mit lauter, aufgebrachter Stimme: „Was ist das?" Er blickt kurz aufs Display, sieht sichtlich überfordert zu mir auf und zuckt mit den Schultern. In diesem Moment schießen mir tausend Gedanken durch den Kopf, und einem davon folge ich sofort: Ich drücke auf das Display, um den Hörer zu betätigen.

Nach nur einmal Klingeln meldet sich eine ältere, weibliche Stimme, die erfreut ins Telefon sagt: „Ja, hallo?" Sofort zieht sich alles in mir zusammen. Es ist die Stimme der Frau, die sich vor wenigen Sekunden noch an ihrem ganzen Körper gerieben hat.

Die Wut übermannt mich, und ohne nachzudenken höre ich mich selbst sagen: „Hallo, hier ist die Ehefrau von Roli. Weißt du, dass er verheiratet ist?" Am anderen Ende herrscht einen Moment lang Stille, doch dann höre ich sie: „Ja," sagen und kichern – ein Kichern, das sich in diesem Moment für mich wie eine hässliche Hyäne anhört. Und dann legt sie einfach auf.

Von Wut entbrannt drücke ich wieder die Wahlwiederholung, und erneut meldet sich das Dummchen am anderen Ende mit dieser grässlichen Stimme. Kaum erreicht ihre Stimme mein Hörzentrum, brülle ich: „Was schickst du meinem Mann für Videos, du..." Was nun folgt, ist eine regelrechte Hasstirade aus Schimpfworten und rasender Wut.

Nach einigen Sekunden, ohne ein weiteres Wort, legt sie wieder auf. Ich habe keinen Nerv, mich weiter mit ihr auseinanderzusetzen, also lasse ich es bleiben. Stattdessen richtet sich meine gesamte Aufmerksamkeit auf meinen

Mann, der in seinem Handtuch dasteht, tropfend und unfähig, mir in die Augen zu sehen.

Wütend stapfe ich die Treppe hinauf ins Schlafzimmer und warte darauf, dass er mir folgt. Mit jeder Sekunde, die vergeht, wächst meine Enttäuschung – darüber, wie sehr ich mich in ihm getäuscht habe.

Nervös sitze ich auf dem Bett und sehe Roli an, der mich mit einem bedrückten Gesichtsausdruck ansieht. Trotz der Wut versuche ich, die Fassung zu bewahren und mit ihm zu sprechen. Einerseits ist es zu spät, um eine vernünftige Diskussion zu beginnen, andererseits schlafen die Kinder unten. Also muss ich mich wohl oder übel zusammenreißen, auch wenn es mir alles andere als leichtfällt. Trotzdem reden wir. Oder besser gesagt: Ich keife, und er versucht, sich zu rechtfertigen.

Nach knapp einer Stunde sehen wir ein, dass das Gespräch nichts bringen wird, und so verschieben wir es auf morgen.

Der Gedanke, die Dinge ungelöst zu lassen, drückt schwer auf mein Herz. Ich fühle mich, als würden wir im Kreis reden, ohne wirklich eine Lösung zu finden. In den nächsten Stunden reflektiere ich über Roli und die Bedeutung, die er für mich hat.

Und auf einmal sehe ich alles vor mir:

Roli, als Mitgründer der Gruppe, steht ständig im engen Austausch mit den Mitgliedern und Admins. Daher schreibt er unzählige Nachrichten und führt regelmäßig Telefonate über TikTok – sogar während der Arbeitszeit, wenn er auf

Klienten wartet. Diese Gespräche, die oft stattfanden, drehten sich meist um bevorstehende Projekte oder interne Probleme, die gemeinsam gelöst werden mussten.

Für ihn waren sie ein fester Bestandteil der Zusammenarbeit – selbst dann, wenn ich mit den Kindern zuhause war.

Mit der Zeit wurde die Unterhaltung zwischen ihnen jedoch immer intensiver, ohne dass ich es wirklich bemerkte. Wie konnte mir das alles nur entgehen? Während sie telefonierten, schien alles völlig normal – dabei hätte ich die Anzeichen vielleicht sehen müssen.

Ich konzentrierte mich auf die Kinder und ihre Spiele, ahnte nicht, dass sich hinter den Kulissen etwas anbahnte. Nach und nach verabschiedeten sich die anderen aus der Gruppe, und schließlich waren nur noch Roli und sie am Telefon. Diese Gespräche waren tiefgründig und sie genossen die Zeit miteinander, obwohl sie wusste, dass ich in der Nähe war.

Doch mir wurde erst klar, wie sehr das Ganze an Bedeutung gewann, als die Situation aufflog.

Es ist mir wichtig zu betonen, dass Roli weder mich noch die Kinder verheimlicht hat. Alle, einschließlich sie, wussten, dass er glücklich verheiratet ist. Sie wollte ihn unbedingt für sich haben, und da war ihr jedes Mittel recht. Ich fühle mich verraten und verletzt, während ich die Puzzlestücke zusammenfüge und erkenne, dass ich im Dunkeln gelassen wurde, obwohl Roli die Kinder und mich nie vor den anderen verheimlicht hat. Ich weiß, dass er es tief in seinem Herzen nicht so gemeint hat, aber verletzt hat er mich trotzdem.

Um Roli besser verstehen zu können, hier ein paar Worte über den Mann an meiner Seite:

Roli ist ein fantastischer Zuhörer, ein Problemlöser durch und durch, ein liebevoller Vater und mein persönlicher Traummann. Er hat das Bedürfnis, immer anderen helfen zu wollen, und trifft manchmal vorschnelle Entscheidungen – was ihn für mich nur menschlicher macht. Diese Mischung aus Hilfsbereitschaft und Spontanität sorgt dafür, dass er unglaublich schnell neue Verbindungen knüpfen kann. Frauen sehen in ihm den einfühlsamen Mann, nach dem sie immer gesucht haben, und für viele Männer wird er sofort der Freund, auf den man zählen kann.

All das ist für mich normalerweise kein Problem – ich liebe seine Offenheit. Doch Schwierigkeiten tauchen dann auf, wenn er keine klaren Grenzen setzt, besonders in Situationen, die sich zu einer Katastrophe entwickeln könnten, wie im aktuellen Fall.

Er lässt es manchmal zu lange offen, dass er nicht auf der Suche nach etwas Neuem ist, und reagiert zu spät, wenn die Gefühle anderer außer Kontrolle geraten. Dadurch verletzt er mich, auch wenn ich weiß, dass das nicht seine Absicht ist.

In unserer modernen Welt, in der viele Menschen sich in Social Media verlieren und weniger miteinander sprechen, ist es nachvollziehbar, dass sich Frauen von ihm angezogen fühlen.

Er schenkt ihnen die Aufmerksamkeit, nach der sie sich sehnen. Doch das rechtfertigt keinesfalls das, was passiert ist – weder von ihrer Seite noch von seiner. Das Video war ein klarer Vertrauensbruch, und es wird mich viel Zeit, Kraft und viele Tränen kosten, um das alles zu verarbeiten. Aber ich weiß, dass er es tief in seinem Herzen nicht böse gemeint hat.

Wie es sich anfühlt, wenn die Welt um einen herum zusammenbricht?

Das kann ich dir sagen. Für mich hat es sich so abgespielt:

Die Nacht zieht sich endlos hin, und der Schlaf bleibt aus. Obwohl ich im Bett liege, kann ich die Gedanken nicht abschütteln. Die Bilder des Videos tauchen in meinem Kopf auf, immer wieder. Ich wälze mich hin und her, finde keine Ruhe, und die Traurigkeit, die über mir schwebt, ist erdrückend. Roli schläft auf der anderen Seite des Bettes, und während ich ihn ansehe, kommen mir die Tränen. Wie konnte er mir so etwas antun? Was hat ihn nur dazu gebracht, mit einer anderen Frau zu kommunizieren, geschweige denn, solche intimen Dinge mit ihr zu teilen? Die Fragen quälen mich. Ich fühle mich gefangen in diesem Albtraum, aus dem es kein Entkommen gibt.

Als der Morgen graut, stehe ich auf, um nicht an Ort und Stelle zu zerbrechen. Die Kinder sind noch nicht wach, was mir einen Moment der Stille beschert. Ich bereite das Frühstück vor, aber jeder Bissen scheint mir im Hals stecken zu bleiben. Meine Gedanken sind ein einziges Chaos, und ich kann mich auf nichts konzentrieren.

Als die Kinder schließlich ins Wohnzimmer kommen, versuche ich, meine Gedanken zu ordnen. Ich lächle, so gut ich kann, und tue mein Bestes, um den Schein zu wahren. Doch in mir drin tobt ein Sturm.

Während ich mit den Kindern spiele und lache, fühle ich mich gleichzeitig so einsam wie nie zuvor. Diese innere Zerrissenheit wird mir zum Verhängnis. Ich kämpfe gegen die Tränen an, während ich ihnen Geschichten vorlese.

Roli ist im Hintergrund, beschäftigt mit seinen eigenen Gedanken. Er hat sich entschuldigt, und seine Reue scheint echt, doch ich kann ihm nicht verzeihen. Die Distanz zwischen uns ist greifbar, und je mehr ich darüber nachdenke, desto mehr weiß ich, dass nichts mehr so sein wird wie früher.

Welche Lehren habe ich daraus gezogen?

Es ist wichtig, sich selbst und seinen Gefühlen Priorität einzuräumen. Du musst verstehen, dass es in Ordnung ist, verletzlich zu sein und Zeit für dich selbst zu brauchen, um diese Verletzungen zu heilen.

Was kannst du in dieser Situation tun?

Suche das Gespräch mit deinem Partner, um deine Emotionen zu teilen und einen Raum für Verständnis zu schaffen. Es mag zwar schwierig sein, aber eine offene Kommunikation kann helfen, Missverständnisse auszuräumen und Wege zu finden, um gemeinsam voranzukommen.

Donnerstag, 06.06.

Ich habe mich bei der Arbeit krankgemeldet, weil ich sowieso nichts Produktives zustande bringen würde. Zum Glück habe ich eine verständnisvolle Arbeitgeberin, also ist das wenigstens kein Problem. Nun sitzen wir uns auf dem Sofa gegenüber und besprechen die ganze Sache erneut. Ich versuche, ihm meinen Standpunkt klarzumachen, während er sich zu erklären versucht – wie es überhaupt so weit kommen konnte. Für mich ist es in diesem Moment sehr schwer zu glauben, dass er mir weder wehtun wollte noch die Absicht hatte, sich von mir zu trennen. Aber wenn ich an all die heimlichen Nachrichten und Telefonate denke, passt das, was er sagt, einfach nicht zu dem, was er getan hat.

Obwohl es mir im Herzen wehtut, denke ich in diesem Moment, dass ich ihm wahrscheinlich nie wieder vertrauen kann. Die Stunden vergehen, und wir drehen uns im Kreis. Also beschließen wir, eine Pause einzulegen und uns auf etwas anderes zu konzentrieren. Er geht ohne sein Handy in die Werkstatt, und ich versuche, meine Gedanken durch Schreiben zu verarbeiten. Erfolglos. Diese ganze Situation hat eine riesige Schreibblockade in mir ausgelöst. Immer wieder sehe ich das Video vor meinen Augen, wie sich dieses hässliche Wesen räkelt und stöhnt. Mein Kopfkino gleicht einem Horrorfilm, aus dem ich nicht entkommen kann. Ich sehe die Tür, aber ich erreiche sie einfach nicht.

Frustriert und wütend klappe ich den Laptop so heftig zu, dass das laute Knallen mich selbst erschreckt. Für einen Moment halte ich den Atem an – habe ich den Bildschirm gerade zerstört? Genau das würde jetzt noch fehlen!

Ein schneller Blick auf den Monitor verrät mir jedoch: Alles ist in Ordnung. Doch in mir ist nichts in Ordnung. Ich spüre, wie sich meine Gedanken immer enger um dasselbe Thema drehen, bis ich keinen klaren Gedanken mehr fassen kann. Meine Schreibblockade kündigt sich an, erst langsam, dann überwältigend.

Was ich in diesem Moment noch nicht weiß: Diese Blockade wird mich über Wochen hinweg begleiten. Immer wieder setze ich mich hin, in der Hoffnung, mich in andere Gedanken flüchten zu können – aber es gelingt nicht. Das Video, die Nachrichten, ihre Stimme – alles wiederholt sich unaufhörlich in meinem Kopf, als würde es mich verfolgen. Jeder Versuch, diese Bilder loszuwerden, scheitert. Ich falle in eine Spirale aus Frustration und Hilflosigkeit. Es fühlt sich an, als würde ich unaufhaltsam in eine Depression abrutschen.

Auch der Alltag mit Roli wird zunehmend belastender. Immer häufiger geraten wir in Streit, und meine Eifersucht entwickelt sich zu einer Dimension, die mir selbst fremd ist – eine hässliche, zerstörerische Seite in mir, die ich kaum kontrollieren kann. Jedes Mal, wenn sein Handy aufleuchtet, überkommt mich eine Welle von Misstrauen und Wut. Ich kann nicht anders, als sofort auszurasten und mich zu fragen, wer sich wohl gerade bei ihm meldet. Mein Vertrauen ist am Boden, während meine Eifersucht in unerreichbare Höhen schießt. Selbst kleine Dinge bringen mich zum Kochen: Wenn ich ihn anrufe und er nicht sofort abhebt, verliere ich die Kontrolle.

Meine Gedanken überschlagen sich, und ich male mir das Schlimmste aus. So kann es nicht weitergehen – diese Situation frisst mich auf und droht, alles, was uns verbindet, zu zerstören. Diese Frau hat eine hässliche Seite in mir geweckt, die ich kaum im Zaum halten kann. So sehr ich versuche, ihr keinen Platz in meinem Kopf zu geben, sie bleibt ständig präsent. Egal, ob ich allein bin oder mit Roli spreche, sie ist da, immer wie ein Schatten im Hintergrund. Es fühlt sich an, als würde sie wie eine dicke, erstickende Schwade um uns herumschweben, die uns unaufhörlich begleitet und nicht verschwindet.

Egal, ich versuche, mich nicht weiter von diesem Abschaum fertig machen zu lassen. Obwohl das Video schon fast an häuslicher Gewalt grenzt, möchte ich meine Gedanken nicht weiter von ihm ablenken lassen. Aber ich habe gelernt, dass es Wege gibt, mit diesen schmerzhaften Gefühlen umzugehen und unser Vertrauen zueinander wieder aufzubauen.

Hier sind einige praktische Tipps, die uns geholfen haben, die Eifersucht zu bewältigen und unsere Beziehung zu stärken:

1. **Offene Kommunikation:**

   Sprich mit deinem Partner über deine Gefühle, anstatt sie in dir zu behalten. Ehrlichkeit schafft Vertrauen und Verständnis.

2. **Grenzen setzen:**

   Definiere, welche Art von Interaktionen mit anderen in Ordnung ist und welche nicht. Klare Grenzen helfen, Missverständnisse zu vermeiden.

3. **Selbstreflexion:**

   Nimm dir Zeit, um deine eigenen Gefühle und Unsicherheiten zu verstehen. Die Auseinandersetzung mit dir selbst kann helfen, emotionale Ausbrüche zu vermeiden.

Freitag, 07.06.

Heute muss ich wohl oder übel wieder zur Arbeit. Ich kann es mir nicht leisten, zu lange zu Hause zu bleiben. Physisch bin ich im Büro anwesend, aber mental? Vergiss es. Es ist unmöglich, dass ich heute irgendetwas schaffe. Das Handy liegt neben mir auf dem Schreibtisch und schreit förmlich danach, dass ich Roli schreiben soll. Jeder Versuch, das zu ignorieren, scheitert kläglich.

Wie ein Süchtiger, der auf den nächsten "Schuss" wartet, greife ich immer wieder nach dem Handy und starre auf das schwarze Display. Schließlich kann ich dem Drang nicht länger widerstehen und schreibe Roli eine Nachricht.

Aber ich schreibe nicht wie eine rational denkende Frau, nein, ich schreibe wie eine ganz normale Frau, die vor Wut entbrannt ihrem Mann klarmachen möchte, dass sie mit der Gesamtsituation absolut unzufrieden ist. Natürlich bin ich fest davon überzeugt: "Wenn ich es jetzt so formuliere, wird er es **ganz bestimmt** endlich verstehen!"

Vor lauter Frustration tippe ich so schnell, dass meine Nachricht voller Tippfehler ist, als hätte ein Kind sie geschrieben. Und seine Antwort? Ganz ruhig und sachlich: „Schatz, lass uns das bitte später klären. Du musst dich auf deine Arbeit konzentrieren. Ich hab dich lieb.

"Du hast mich lieb? Dein Ernst? Als ob er mich verspotten würde! Natürlich kann ich das nicht einfach so stehen lassen. Nicht nur, dass ich ihm eine verärgerte Nachricht nach der anderen schicke – nein, ich lasse meinen Frust auch auf

TikTok aus. Jeder hasserfüllte Gedanke, den ich gegenüber dieser „Hyäne" habe, wird aufgeschrieben, mit einem Bild versehen und auf TikTok hochgeladen. Selbstverständlich markiere ich sie auch darauf.

Ich mache mir zwar nicht allzu große Hoffnungen, dass mein Post viral geht, denn meine Aufrufe liegen normalerweise zwischen 200 und 800. Aber dann, in meiner Pause, entdecke ich eine unglaubliche Tatsache: Mein Video hat innerhalb von zweieinhalb Stunden bereits über 800 Aufrufe, 74 Likes und, was mich am meisten erstaunt, 18 Kommentare! Keine Stunde später liegen die Aufrufe bereits bei über 2000, auch die Likes und Kommentare sind massiv gestiegen. So etwas habe ich noch nie erlebt.

Völlig baff beginne ich in meiner Pause, jeden einzelnen Kommentar zu lesen und zu beantworten. Die Resonanz ist überwältigend und bestärkt mich in dem Moment, dass ich etwas richtig gemacht habe – auch wenn es im Nachhinein vielleicht nicht die beste Art war, mit meinen Gefühlen umzugehen. Der erste Kommentar zeigt mir, wie sehr es die Leute berührt: „Du sprichst mir aus der Seele. Ich fühle mit dir. Ich hab dasselbe durchgemacht. Ich wünsche dir viel Kraft.

Dieser Post wird nicht der letzte sein, denn in den kommenden Tagen veröffentliche ich immer wieder Beiträge, in denen ich meinen Frust, meine Gefühle oder meine schlechte Laune auf TikTok freien Lauf lasse. Die Kommentare sind mal positiver, mal bestehen sie lediglich aus einem Smiley. Aber das stört mich überhaupt nicht.

Was mich jedoch besonders freut – ich weiß, das ist nicht gerade nobel, aber so ist es nun einmal – ist, dass die Hyäne jeden einzelnen meiner Posts mitbekommt. Immer wieder erreichen uns aus verschiedenen Ecken die Nachrichten, dass sie nicht erfreut darüber ist, wie ich über diese Situation spreche. Ihre Reaktion motiviert mich, weiterzumachen. Mein Verlangen nach Rache ist geweckt. Ich will es ihr ebenso vergelten, wie sie mir leid zugefügt hat.

Roli, der langsam ein Problem mit meiner Art hat, diese Sache zu verarbeiten, warnt mich zunehmend, dass ich das Ganze anders regeln sollte als über TikTok. Was bildet er sich eigentlich ein? Sie beide haben sich entschieden, Arschlöcher zu spielen, und jetzt soll ich mich zusammenreißen? Ja, genau!

Ich neige stark zu Rachsucht. Wenn du dich an dem vergreifst, was mir wichtig ist, oder mir etwas Nimmst, das mir lieb und teuer ist, dann hoffe, dass unsere Wege sich nicht kreuzen. Denn wenn doch, wirst du die Konsequenzen zu spüren bekommen. Ich weiß, dass mein Verhalten alles andere als richtig ist, aber mein Charakter ist eben nicht unkompliziert.

In der Zwischenzeit weiss ich, dass dieser Weg der Rache niemandem hilft – am allerwenigsten mir selbst. Aber wenn der Schmerz und die Wut einmal entfacht sind, fällt es mir schwer, die Kontrolle zurückzugewinnen.
Es ist, als hätte sich eine Mauer um mein Herz gebaut, die mich vor weiterem Leid schützen soll, aber gleichzeitig auch alle guten Gefühle draußen hält. Doch dieser Kreislauf aus Wut und Vergeltung fordert seinen Preis.
Ich merke, wie ich mich innerlich immer weiter verhärte und den Kontakt zu den Menschen, die mir eigentlich wichtig sind, verliere.

Vor allem Roli leidet unter meinem Verhalten. Er will helfen, er will mich unterstützen, aber ich stoße ihn immer wieder weg. Irgendwie scheint mein Stolz oder vielleicht auch mein Schmerz größer zu sein als der Wunsch nach Versöhnung. Aber wie konnte es überhaupt so weit kommen? Früher war ich nicht so. Früher habe ich mir nicht jede Kleinigkeit zu Herzen genommen. Doch nach all den Enttäuschungen und Verletzungen wurde etwas in mir kalt. Es ist, als hätte ich eine Grenze überschritten, von der es kein Zurück mehr gibt.

Und trotzdem frage ich mich: „Warum sollte ich diejenige sein, die sich ändert? Warum müssen immer die Menschen, die verletzt werden, die Verantwortung für das Heilen tragen? Die anderen haben angefangen. Sie haben mich in diese Lage gebracht, und jetzt soll ich einfach darüber hinwegsehen?"

Eine wichtige Lektion, die ich leider viel zu spät gelernt habe, ist, dass ...

Rache keine wirkliche Befreiung bringt. So verlockend es auch sein mag, den Schmerz auf andere zurückzuwerfen, am Ende vergiftet man sich nur selbst.

Vera F. Birkenbihl hat einmal gesagt:

«Wenn ich mich länger als 15 Sekunden über etwas aufrege, dann bin ich selbst dafür verantwortlich. Denn ab diesem Moment entscheide ich, ob ich den Ärger loslasse oder ihn mit mir herumtrage.»

Und genau das trifft zu. Es liegt an uns, ob wir den Ärger festhalten oder ihn loslassen, um wieder Frieden zu finden.

Dienstag, 11.06.

Fünf Tage der Hölle auf Erden sind nun vergangen, doch die Situation hat sich kaum gebessert. Ich liege weinend im Bett, als Roli hereinkommt und mich tröstet. Für unsere Verhältnisse findet ein kurzes, aber bedeutungsvolles Gespräch statt. Seine Augen verraten, dass es ihm auch nicht gut geht und dass ihn diese ganze Sache ebenfalls aus dem Gleichgewicht gebracht hat.

Ich will diese Beziehung retten. Ich liebe ihn und möchte ihn weder verlieren noch aufgeben. Ich weiß, dass er mich liebt und dass er mit seiner Aktion sicherlich nicht absichtlich wehtun wollte – das ist mir bewusst. Wenn ich ihm doch nur erklären oder zeigen könnte, wie es in mir aussieht! Doch gleichzeitig sehe ich nicht in ihn hinein. Seine Augen jedoch verraten ihn, und ich erkenne genau, wie es ihm geht.

Jedes Mal, wenn ich ihn anschaue, wird das Gefühl wieder lebendig – das gleiche Gefühl, das ich vor mehr als 15 Jahren hatte, als sich unsere Blicke zum ersten Mal kreuzten. Mein Herz schlägt sofort schneller, und meine Gesichtszüge werden weich, genauso wie meine Knie es tun, wenn ich nur an ihn denke.

Aber trotz all dieser Liebe stehe ich hier, mitten in einem Sturm, den ich mir nie hätte vorstellen können. Ich frage mich immer wieder: Wie konnte es so weit kommen? Warum haben wir zugelassen, dass äußere Einflüsse – Menschen, die nichts mit uns zu tun haben – so tief in unsere Beziehung eingreifen? Und doch weiß ich, dass es nicht nur um diese anderen Menschen geht. Es geht um uns. Um unser Vertrauen, unsere Kommunikation, unsere Grenzen.

Was mich am meisten schmerzt, ist die Unsicherheit.

Dieses nagende Gefühl, dass ich nicht weiß, ob ich ihm je wieder vollkommen vertrauen kann. Nicht, weil ich glaube, dass er mich betrügen will, sondern weil er es nicht schafft, meine Gefühle wirklich zu verstehen. Ich sehe es in seinen Augen – er bereut, was passiert ist, aber er versteht nicht, warum es mich so tief trifft. Vielleicht liegt es auch daran, dass er selbst noch nicht realisiert hat, wie sehr er sich in diesen sozialen Netzwerken verliert. Ein flüchtiger Blick, ein unschuldiger Kommentar, und doch reicht es, um mich zu verletzen.

Und dann gibt es diesen inneren Kampf – die eine Stimme, die mir sagt, stark zu bleiben und ihm eine Chance zu geben, und die andere, die mich davor warnt, mich wieder zu öffnen, nur um vielleicht erneut enttäuscht zu werden. Wie kann ich mich ihm nähern, wenn ich doch gleichzeitig so viel Angst habe, verletzt zu werden?

Ich weiß, dass wir das überstehen können. Ich weiß, dass wir es schaffen, wenn wir beide bereit sind, daran zu arbeiten. Aber dafür müssen wir ehrlich sein, vor allem zu uns selbst. Vielleicht ist das der schwierigste Schritt. Zu erkennen, dass wir nicht perfekt sind, dass wir Fehler gemacht haben und dass es nicht damit getan ist, einfach weiterzumachen, als wäre nichts passiert.

Es braucht Zeit, Geduld und den Willen, sich wirklich aufeinander einzulassen – ohne Mauern, ohne Geheimnisse.

Na, kennst du dieses Gefühl, nicht verstanden zu werden?

Es ist frustrierend, oder?

Wenn du das auch schon erlebt hast, dann könnte dir Folgendes helfen:

Sprich offen mit deinem Partner, auch wenn es schwerfällt. Manchmal fällt es uns leichter, still zu leiden oder unsere Gefühle zu verbergen, aus Angst, schwach oder verletzlich zu wirken. Doch nur, wenn du ehrlich bist und deine Gefühle teilst, kann dein Partner wirklich verstehen, was in dir vorgeht. Es ist wichtig, deinem Partner klarzumachen, warum sein Verhalten dich verletzt und wie es auf dich wirkt. Gleichzeitig solltest du auch versuchen, seine Perspektive zu verstehen – oft ist es nicht Böswilligkeit, sondern Unwissenheit oder mangelnde Sensibilität, die uns verletzt.

Ein weiterer Schlüssel ist **Vertrauen** – es lässt sich nicht von heute auf morgen wiederherstellen, aber es kann langsam und geduldig aufgebaut werden. Versucht, kleine Schritte in Richtung Offenheit und Nähe zu machen. Und wenn Zweifel oder Ängste hochkommen, sprich sie sofort aus, anstatt sie in dir zu vergraben.

Nimm dir auch bewusst Zeit für dich selbst, um deine Gedanken zu sortieren. Es ist leicht, in einem emotionalen Wirbelsturm den klaren Kopf zu verlieren. Aber wenn du einen Moment der Ruhe findest, wirst du oft erkennen, dass die Lösung darin liegt, nicht nur an der Beziehung zu arbeiten, sondern auch an der Art, wie du auf Konflikte reagierst.

<u>Kurz gesagt!</u>

Redet miteinander, hört einander zu und versucht, das Vertrauen schrittweise wieder aufzubauen. Verletzungen heilen nicht von allein – sie brauchen Zeit und Mühe. Doch wenn beide Partner bereit sind, diesen Weg zu gehen, dann kann man jede Krise überstehen.

Montag, 17.06.

Wenn beinahe alles, ins Chaos stürzt

Die Auswirkungen des Vorfalls zeigen sich nicht nur in meinem Privatleben, sondern auch im Beruf. Ich arbeite im Versand und in der Buchhaltung, wo ich für die Bearbeitung der Bestellungen zuständig bin, die sowohl online als auch telefonisch oder per Post eingehen. Da unser Team recht klein ist, liegt ein Großteil der Verantwortung bei mir. Normalerweise habe ich einen guten Überblick, aber seit dem Vorfall schleichen sich immer mehr Fehler in meine Arbeit ein.

Das Schlimmste daran ist: Diese Fehler fallen oft erst Tage oder Wochen später auf, wenn Kunden sich melden oder Bestellungen schieflaufen. Der Stress in meinem Kopf beeinträchtigt meine Konzentration so sehr, dass es schwerfällt, den Überblick zu behalten. Besonders an Montagen und Dienstagen, den stressigsten Tagen der Woche, ist es fast unmöglich, die Flut an Aufgaben fehlerfrei zu bewältigen.

Es gibt Wochen, in denen ich eine Reihe von Bestellungen falsch bearbeite, und dann wieder Phasen, in denen alles einigermaßen glatt läuft. Aber die Angst, dass etwas schiefläuft, begleitet mich ständig.

Zusätzlich war ich in den Tagen nach dem Vorfall durch private Nachrichten mit Roli ständig abgelenkt. Obwohl ich wusste, dass ich mich auf die Arbeit konzentrieren sollte, konnte ich es einfach nicht. Meine Gedanken kreisten unaufhörlich um das, was passiert war. Ich hatte das Video immer wieder vor Augen, und das hässliche Grinsen dieser Frau schallte regelrecht in meinen Ohren. Jedes neue Gespräch mit Roli hat mich immer wieder aus dem Arbeitsfluss gerissen, und es hat mich so sehr beschäftigt, dass es mir unmöglich war, die Arbeit vollständig aus dem Kopf zu bekommen.

Das kann helfen, die Situation zu beruhigen

1. **Lass das Handy in der Jacke,**
   Tasche oder am besten im Auto! So kann keine Ablenkung passieren. Wenn du mit deinem Partner sprichst oder Zeit miteinander verbringst, konzentriere dich ganz auf den Moment. Indem du das Handy aus dem Blickfeld nimmst, minimierst du Ablenkungen und schaffst eine Atmosphäre des Vertrauens und der Nähe, die für eine gesunde Beziehung unerlässlich ist.

2. **Wenn die Eifersucht überhandnimmt,**
   kann es helfen, einen Moment innezuhalten und die Situation objektiv zu betrachten. Frage dich: Beruht meine Eifersucht auf Fakten oder nur auf Annahmen und Ängsten? Manchmal hilft es, sich mental zu distanzieren, bevor man reagiert.

Ich weiß, es klingt so einfach zu sagen: "Bleib ruhig", "Atme tief durch", und all diese gut gemeinten Ratschläge – bla bla

bla... Aber ehrlich gesagt, habe ich festgestellt, dass das alles nichts bringt, wenn man vor Wut kocht, enttäuscht ist

oder rasend Nachrichten verschickt. Es macht die Situation meistens nur noch schlimmer.

Ich muss auch zugeben, dass ich ein besonderes Talent dafür habe, mich in etwas so richtig reinzusteigern. Und als wäre das nicht genug, schaffe ich es dann auch noch, mein Gegenüber so zu provozieren, dass er auf Durchzug schaltet und mir weder richtig zuhört noch meine Nachrichten komplett liest – oder zumindest nicht richtig versteht.

Aber dann gibt es ja zum Glück *das Genie*, das die Sprachnachricht erfunden hat. Damit lässt sich doch noch viel besser streiten! Jede Emotion wird noch deutlicher rübergebracht, als wenn man tippt.

Aber Spaß beiseite: Es ist wirklich sinnvoll, erst einmal runterzukommen, bevor man etwas schreibt. Oder, noch besser, gar nicht erst zu schreiben und das Thema persönlich zu besprechen, wenn man sich gegenübersteht.

Praktisches Beispiel: Wie sich Emotionen auf die Arbeit auswirken:

Ich gehe eigentlich sehr gerne zur Arbeit, denn ich liebe meinen Job, die Arbeitskollegen und die Kunden – einfach alles. Es passt perfekt zu mir. Aber heute ist so ein Tag, der schon zum Scheitern verurteilt ist, seitdem ich aufgestanden bin. Gestern war ebenfalls ein Tag für die Mülltonne. Ich habe mich wieder mit Roli in den Haaren gelegen, und das nicht auf die erotische, schöne Art – nein, wir haben uns richtig gezofft.

Dementsprechend gut habe ich geschlafen und habe heute Morgen den Wecker verflucht. Als ich ins Büro komme, ahne ich noch nicht, welche Katastrophe sich anbahnt. Doch keine zwei Stunden später stehe ich im Büro und bekomme meine erste Abmahnung. *Ich* und eine Abmahnung? So etwas ist mir noch nie passiert! Völlig überrumpelt sitze ich da, beginne fast zu stottern und kämpfe mit aller Kraft gegen die Tränen an, um nicht wie eine Mimose loszuheulen. Ich reiße mich zusammen, so gut es eben geht, und versuche den Rest des Tages möglichst fehlerfrei zu überstehen.

Aber du kennst das Gefühl sicher auch: Je mehr man sich anstrengt, alles richtig zu machen, desto mehr Fehler passieren. Genau das zieht sich durch den gesamten Montag. Als ich endlich Feierabend habe, merke ich auf dem Heimweg, dass ich das Toastbrot vergessen habe, das Roli mich heute Morgen ausdrücklich gebeten hat, mitzubringen. Er hat es mir extra nochmal ins Gedächtnis gerufen, aber trotzdem bleibt es im Regal im Laden, während ich ohne Brot nach Hause komme.

Kaum trete ich zur Tür herein, merkt Roli sofort, dass ich wohl einen miesen Tag hatte – vielleicht an der Art, wie ich im Flur fluche, nachdem mir erst der Autoschlüssel und dann noch mein Handy aus der Hand gefallen ist.

Oder vielleicht hat er doch noch einen sechsten Sinn dafür entwickelt, zu erkennen, wenn ich schlechte Laune habe – wer weiß das schon.

Auf jeden Fall macht er sich sofort auf den Weg in den Laden, um mir ein wenig Raum zum Durchatmen zu geben. Das sind genau die Momente, in denen mir bewusstwird, wie sehr wir uns lieben.

Roli hätte genauso gut die Fassung verlieren können, mir Vorwürfe machen oder eine Szene wegen des vergessenen Brots schieben können – schließlich hatte er mich heute Morgen extra daran erinnert. Aber das ist eben Roli. Statt zu meckern, geht er einfach los und regelt es.

Und damit nicht genug: Er bringt nicht nur das Brot mit, sondern tankt auch noch mein Auto, holt mir eine Cola und den Kindern etwas zu trinken. Ohne ein Wort darüber zu verlieren, stellt er alles auf den Tisch. Dann kommt er in die Küche, schnappt sich einen Kochlöffel und hilft mir beim Kochen. Doch bevor er sich ans Zubereiten macht, zieht er mich in seine Arme und fragt leise: „Magst du mir erzählen, was heute bei der Arbeit los war?"

Sein Blick ist so liebevoll und verständnisvoll, dass ich fast in Tränen ausbreche. Anstatt zu sprechen, zucke ich nur mit den Schultern und starre auf den Boden. „Oh, Schatzi," flüstert er, „es wird alles wieder gut." Mit einem dicken Kuss besiegelt er diesen Moment der Fürsorge.

In diesem Moment fühle ich mich, als würde die Last des Tages von meinen Schultern fallen. Seine Zuneigung und Unterstützung geben mir die Kraft, den Tag hinter mir zu lassen. Ich weiß, dass ich mich auf ihn verlassen kann, egal wie herausfordernd die Situation ist. Diese kleinen Gesten der Liebe und Fürsorge sind es, die unsere Beziehung stärken und uns näher zusammenbringen.

Regelmäßige Gespräche über den Alltag und die eigenen Gefühle sind wichtig, um Missverständnisse zu vermeiden und die emotionale Verbindung zu stärken.

Nehmt euch Zeit füreinander, um über die Höhen und Tiefen des Tages zu sprechen. Diese Gespräche fördern das Verständnis und die Intimität zwischen Partnern.

Dienstag 18.06.

In den letzten Tagen sind wir uns mehrmals nähergekommen. Wir haben viel miteinander gesprochen, und langsam beginnen wir, wieder etwas festen Boden unter die Füße zu bekommen. Jede Unterhaltung bringt uns ein Stück näher aneinander, und ich spüre, wie die Mauern, die zwischen uns entstanden sind, allmählich bröckeln. Es fühlt sich an, als würden wir nicht nur über unsere Ängste und Sorgen reden, sondern auch über die Liebe, die uns verbindet. Wir finden die Zeit, um einfach nur zusammen zu sein, ohne Druck und ohne den Schatten der vergangenen Tage. Auch wenn unsere Lacher manchmal ein wenig verkrampft sind, spüre ich, wie mein Herz langsam wieder für ihn aufblüht.

Doch trotz dieser Fortschritte gibt es immer noch Momente, in denen ich innehalte. Ein Rest von Unsicherheit nagt an mir, der nicht einfach verschwinden will. Es ist nicht so, dass ich ihm nicht vertraue, aber die Wunde, die entstanden ist, braucht länger, um zu heilen, als ich gehofft hatte.

Jedes Mal, wenn sein Handy vibriert oder er eine Nachricht erhält, schleicht sich ein leiser Zweifel in meine Gedanken. Ich versuche, ihn zu verdrängen, denn ich will diese Beziehung retten, aber es ist schwer, ganz loszulassen.

Heute Abend, während wir auf der Couch sitzen und einen Film schauen, verspüre ich den Drang, das Gespräch wieder auf das zu lenken, was uns so belastet hat. Ich will es nicht, aber es ist, als müsste ich noch eine letzte Bestätigung haben.

Vielleicht brauche ich das, um endlich Frieden zu finden. Vielleicht will ich ihn einfach fragen: „Hast du wirklich damit abgeschlossen? Gibt es da noch irgendetwas, das ich wissen sollte?" Doch ich schlucke die Worte hinunter. Es fühlt sich falsch an, diesen Moment zu zerstören, in dem es gerade wieder besser läuft. Trotzdem bleibt dieser Gedanke, wie ein Knoten in meinem Magen.

Plötzlich merkt er, dass ich angespannt bin. Seine Augen fixieren mich, und ich spüre, wie seine unausgesprochene Frage im Raum hängt. „Was ist los? Du wirkst so unruhig", fragt er leise. Es ist, als könnte er sofort den Schatten in meinen Gedanken sehen, der sich über uns legt.

„Nichts", sage ich reflexartig, aber sein durchdringender Blick zeigt mir, dass er das nicht glaubt. Schließlich seufze ich und gebe nach, öffne die Tür zu all den Gedanken, die uns beide schon so lange belasten. „Ich mache mir nur Gedanken ...", beginne ich, und sofort spüre ich, wie sich seine Aufmerksamkeit verstärkt, als hätte er nur darauf gewartet.

Wieder reden wir über alles, was passiert ist – die immer gleichen Themen, die uns nicht loslassen. Je länger ich darüber spreche, desto mehr zieht sich alles in mir zusammen. Warum fühle ich mich gefangen in diesem endlosen Kreislauf? Immer wieder bin ich es, die die Wunden aufreißt, die nicht heilen wollen.

„Es tut mir leid, dass ich das immer wieder ansprechen muss", sage ich schließlich und meine Stimme zittert. „Aber ich finde einfach keinen Frieden. Es frisst mich auf."

Sein Gesicht wird weich, und er zieht mich in eine liebevolle Umarmung. „Ich verstehe", murmelt er, und ich spüre, dass er es wirklich ernst meint. Er versucht, mich zu verstehen, doch gleichzeitig weiß ich, dass ich ihn nicht weiter mit meinen Zweifeln belasten will.

Langsam beginne ich zu realisieren, dass das ständige Wiederkäuen der Vergangenheit uns nicht weiterbringen wird. Der Weg zur Heilung liegt vielleicht nicht darin, immer wieder über das Geschehene zu sprechen, sondern in der Akzeptanz, dass wir beide noch im Heilungsprozess stecken.

Mit einem tiefen Atemzug lehne ich mich an ihn, versuche, ein wenig von meinem inneren Druck loszulassen. Doch der Gedanke, dass ich diese Gespräche nicht immer wieder führen kann, bleibt wie ein leiser Schatten in meinem Hinterkopf, der nicht so leicht zu vertreiben ist.

Es gibt Momente in einer Beziehung,

in denen du dich gefangen fühlst, als ob du ständig im gleichen Kreis läufst.

Du hast das Gefühl, die Gespräche wiederholen sich, und der Druck, die Dinge zu klären, wird immer größer.

Auch wenn es sich scheiße anfühlt und du nicht immer wieder von vorne beginnen willst, gibt es einen inneren Drang, dem du nachgehen solltest. Ignoriere nicht die Signale, die dir dein Bauchgefühl sendet.

Es ist in Ordnung, nach Klarheit zu suchen, selbst wenn es unangenehm ist. Manchmal erfordert Liebe, dass wir die gleichen Dinge immer wieder ansprechen, um Missverständnisse auszuräumen und Ängste zu zerstreuen. Aber sei dir auch bewusst, dass es wichtig ist, einen gesunden Ausgleich zu finden. Wenn du merkst, dass du dich im Kreis drehst und nicht weiterkommst, kann es auch hilfreich sein, eine Pause einzulegen.

Frag dich:

Was bringt mir dieses Gespräch wirklich? Fühle ich mich nach dem Austausch besser, oder fühle ich mich einfach nur erschöpft? Wenn du das Gefühl hast, dass die ständigen Diskussionen nicht mehr helfen, dann ist es an der Zeit, eine andere Herangehensweise zu wählen.

Manchmal ist es besser, sich und dem Partner den Raum zu geben, um zu wachsen und zu heilen, anstatt ständig die Wunden aufzureißen.

Egal wie oft du hinfallen musst – wichtig ist, dass du aufstehst und weitermachst. Letztlich bist du diejenige, die entscheiden muss, was für dich und eure Beziehung am besten ist. Höre auf dein Herz und lass es dich leiten.

Einige Tage später,

sitze ich wieder am Laptop und versuche, meine Gedanken und Erlebnisse der letzten Wochen niederzuschreiben.

Es fällt mir schwerer als gedacht. Die Worte schwirren zwar in meinem Kopf herum, aber einen klaren, verständlichen Satz bekomme ich einfach nicht aufs Papier. Mit jedem vergeblichen Versuch hämmert meine Frustration härter auf die Tastatur. Das kann doch nicht wahr sein! Ich, die so oft schreibt, sollte doch in der Lage sein, zumindest einen ordentlichen Satz hinzubekommen, der Hände und Füsse hat.

Völlig vertieft in meine eigene Welt, bemerke ich zu spät, dass Roli sich neben mich gesetzt hat und mich mit fragendem Blick ansieht. Abrupt höre ich auf zu tippen, als er mir sein Handy entgegenstreckt und sagt „Schau dir das bitte an."

Sofort macht sich ein ungutes Gefühl in mir breit.

Oh nein, was hat sie jetzt wieder getan?

Dieses miese Stück postet seit Tagen Videos, in denen sie deprimiert ihre Visage in die Kamera hält und Liebeslieder nachträllert.

Bäh, so eine Schreckschraube!

Natürlich denke ich sofort an sie. An wen sonst? Doch Roli hat etwas anderes vorzuzeigen.

Zögernd nehme ich das Handy und drücke auf Play. Es ist ein Duett-Video, in dem die Frau, die sich in Roli verliebt hat, zu sehen ist. Sie singt mit einer anderen Person, die das Video mit einer unmissverständlichen Überschrift versehen hat:

„WIR SIND KEINE FREUNDE! DU FALSCHE SCHLANGE MACHST DICH AN VERHEIRATETE MÄNNER RAN!"

Weiter unten steht:

„Wer meine Freunde angreift, bekommt es mit mir zu tun."

Sie hat Roli und sogar mich markiert. Ich schaue Roli verblüfft an, der mich mit einem zufriedenen Lächeln ansieht.

„Wer ist das?" frage ich überrascht.

„Das ist jemand aus meiner Gruppe," antwortet er ruhig.

Mit offenem Mund starre ich ihn an.

«Aber... ich kenne sie doch gar nicht? Wie kann sie davon wissen?» Mein Kopf ist ein einziges Durcheinander.

„Hast du mit ihr gesprochen?" frage ich schließlich.

„Nein," antwortet er gelassen und schüttelt den Kopf.

Es braucht einen langen Moment, bis ich die Puzzleteile zusammenfüge.

«Aber wie kann sie das wissen?»

„Naja," beginnt er zu erklären, „deine Posts, sowie die Gespräche mit den anderen Admins der Gruppe, haben schnell die Runde gemacht. Viele Mitglieder haben mitbekommen, dass etwas vorgefallen ist. Einige haben Fragen gestellt, die wir so neutral wie möglich beantwortet haben. Schließlich wollten wir es nicht an die große Glocke hängen, dass sie sich in mich verliebt hat und dieses Video geschickt hat. Schon aus Datenschutz und um sie zu schützen."

Während er das Wort **Schutz** ausspricht, spüre ich, wie die Wut in mir wieder aufflammt. Schutz? Das Wort hallt in meinem Kopf wider und löst eine Flut von Emotionen aus.

Und was war mit mir? Wo war mein Schutz?

In meinem Inneren brodelt es. Niemand hat mir geholfen, niemand hat mich gewarnt! Der Gedanke durchzuckt mich. Es fühlt sich an, als wäre ich völlig allein gelassen worden, während alle anderen es mitbekommen haben und einfach geschwiegen haben.

Ich will gerade etwas sagen, als er hinzufügt: „Ich wollte, dass du das siehst, damit dir bewusstwird, dass du nicht allein bist."

Ich blicke erneut auf das Handy und lese die Worte noch einmal. Eine Mischung aus Wut, Traurigkeit und Erleichterung macht sich in mir breit.

Es berührt mich sehr, dass sich endlich jemand für mich einsetzt. Aber noch mehr verwundert es mich, dass diese Frau, die mich nicht einmal persönlich kennt, ein solch klares Statement abgibt. Ihre Worte treffen mitten ins Schwarze.

Doch was mich vielleicht am meisten überrascht, ist die Tatsache, dass das nicht das letzte Video dieser Art sein wird, das sie postet.

Sie wird immer wieder Stellung beziehen und damit zeigen, dass sie voll hinter mir steht – obwohl wir uns nie begegnet sind.

Und als ob das nicht genug wäre, tritt sie später sogar meiner TikTok-Gruppe bei, dem „Wortmagnet", und wird dort eine aktive Admin.

Aber all das erzähle ich dir später. Für den Moment muss ich erstmal verarbeiten, was gerade passiert ist.

Samstag, 22.06.

Gedankenverloren räume ich die Küche auf, als Roli sich leise zu mir gesellt und mich zunächst nur ansieht. Es dauert einen Moment, bis ich realisiere, dass er neben mir steht und mich mit einem verliebten Lächeln beobachtet. Sein Blick, so unschuldig und klar, zieht mich magisch an, und ich trete einen Schritt näher zu ihm. Sofort zieht er mich zu sich und küsst mich fordernd auf den Mund.

Sanft legt er mir seine Arme um die Taille, und sein Duft steigt mir sofort in die Nase. Er riecht verdammt gut, zu gut – denn in diesem Moment blende ich all den Schmerz, Frust und die Enttäuschung aus und gebe mich ganz diesem Gefühl der Unbeschwertheit hin. Langsam beginnt er, meinen Hals zu liebkosen, küsst sich sachte zu meinem Kinn hoch.

Mein Atem geht schwer, während sich seine Hände fester um mich schlingen. Beinahe vergesse ich, was in den letzten Tagen bei uns passiert ist – aber eben nur beinahe, denn plötzlich höre ich diese eklige Stimme wieder und sehe die Bilder vor meinem inneren Auge. Angewidert kneife ich die Augen zu und schüttle mich leicht.

Roli interpretiert mein Zucken als Aufforderung und geht einen Schritt weiter. Das ist in diesem Moment auch gut so, denn überrascht über sein Handeln – wie er mich mit einer schnellen Bewegung auf die Küchenkombination hebt und mich fest küsst – bin ich sofort wieder im Hier und Jetzt.

Dann passiert alles ganz schnell. Die Klamotten fliegen, ein Kuss jagt den nächsten und ehe ich mich versehe, finden wir uns auf dem Sofa wieder. Ineinander verschlungen und völlig außer Atem, liegen wir uns in den Armen.

Auf einmal sind wir wieder wir. Nicht das streitende Paar, das sich vor wenigen Stunden noch heftig gezofft hat. Nein, wir sind wieder die zwei, die sich über alles lieben und jede Hürde gemeinsam meistern. Noch immer liege ich in seinen Armen, die mich so fest an ihn drücken, dass Aufstehen unmöglich scheint. Ich schaue ihn lächelnd an. Seine Augen strahlen zufrieden zurück, und während er mir liebevoll über den Arm streicht, höre ich seine sanfte Stimme sagen: „Es tut mir so unendlich leid, mein Schatz. Ich hoffe, du glaubst mir, dass ich dir niemals wehtun wollte." Ohne den Blick von mir abzuwenden, atmet er tief ein und wischt sich eine Träne weg, die sich schnell ihren Weg über seine Wange bahnt. „Niemals werde ich dich gehen lassen. Du bist die beste Entscheidung meines Lebens, und ich liebe dich. Du bist mein Mangorindli."

Als ich diesen Spitznamen höre, den er mir vor vielen Jahren gegeben hat, spüre ich ein Kribbeln im Bauch, das sich rasch über meinen ganzen Körper ausbreitet und eine wohlige Wärme hinterlässt. Genau dieses Gefühl hatte ich, als er mich das erste Mal küsste. Damals lehnte ich an seinem Auto, während er seine Hände links und rechts von mir aufs Dach stützte, langsam näherkam, bis seine Lippen sanft die meinen berührten. Genau dieses Gefühl durchströmte mich damals, und auf einen Schlag befinde ich mich gedanklich genau in dieser Zeit – an dem Ort, wo wir uns das erste Mal geküsst haben.

Wie ich zu diesem Spitznamen gekommen bin,
fragst du dich?

Auf so etwas kann nur jemand kommen, der nicht ganz bei
Sinnen ist – liebevoll gemeint, natürlich.

Ich erinnere mich ganz genau an die Situation: Ich hatte ein
schwarzes Tanktop an, und wir standen nach einem
anstrengenden Umzugstag im Flur. Er nahm mich in den
Arm, um sich bei mir für die Arbeit zu bedanken, und legte
seinen Kopf auf meine Schulter. Sofort sagte er:
„Mmmh, du riechst so gut."
Schnell schnuffelte er über meinen Hals bis zu meinem
Schlüsselbein und dann auf die andere Seite. Dabei atmete er
immer tiefer ein, und beim Ausatmen spüre ich seine heiße
Luft, die sich über meinen Hals ausbreitet. Als ob dieser
Duft etwas in ihm ausgelöst hätte, legt er stürmisch seine
Arme um mich und zieht mich ganz fest an sich, sodass ich
beinahe das Gleichgewicht verliere und mich an der Wand
neben mir abstützen muss.
Aber Roli hält mich so fest, dass ein Umfallen
ausgeschlossen ist. Wir würden höchstens zusammen auf
den Boden fallen, was zum Glück aber nicht passiert.
Wieder sagt er: „Du riechst nach... nach einer Mandarine
und... nach Mango." Ich hingegen finde, ich rieche nach
allem, nur nicht nach einer exotischen Frucht.
Denn nach all dieser Schlepperei habe ich mehr geschwitzt
als ein Bauarbeiter, in der prallen Sonne. Wie kann ich da
bitte gut riechen? Aber was weiß ich schon?

Das Einzige, was ich wirklich weiß, ist, dass ich nach all dem Hin- und Herfahren und dem ständigen Schleppen einfach total am Arsch bin, mehr als üblich geschwitzt habe und mich alles andere als schnuffelbar fühle. Aber was weiß ich schon?

Nur er scheint das ganz anders zu sehen.

Wieder riecht er an mir, wie so ein Besessener, und sagt: „Jetzt weiss ich es, du bist» Wieder atmet er mich beinahe weg, «Du bist mein Mangorindli.»

Positiv überrascht lächle ich ihn an und frage zur Sicherheit nochmal nach: „Ich bin was?" Er hebt den Kopf, sieht mich ganz verleibt an und antwortet, „Mein Mangorindli."

Und ab da war ich sein Mangorindli.

An diesem Tag hat er mir wieder mal gezeigt, dass egal, wie anstrengend oder beschissen dein Tag ist, es immer einen Grund gibt, zusammen zu lachen, zu scherzen und den Alltag zu vergessen.

Dieser Name steht übrigens, im Inneren seines Eherings:

„Mangorindli 24.08.12"

Lächelt und lacht gemeinsam

Humor kann eine starke Waffe gegen Eifersucht sein. Versucht, die Leichtigkeit in eure Beziehung zurückzubringen, indem ihr regelmäßig gemeinsame Aktivitäten plant, die euch zum Lachen bringen.

Jedes Lächeln, jeder zärtliche Blick lässt mich hoffen, dass wir gemeinsam aus dieser dunklen Phase herausfinden können.

Das Gefühl, dass wir ein Team sind, wächst, und ich beginne, an uns zu glauben – an die Stärke unserer Beziehung. Diese Gespräche sind wie kleine Lichtblicke in der Dunkelheit, die uns daran erinnern, warum wir uns einst ineinander verliebt haben. Und obwohl die Schatten der Vergangenheit nicht ganz verschwunden sind, fühle ich, dass wir uns gemeinsam daran arbeiten können, sie zu vertreiben.

Solange wir offen und ehrlich miteinander kommunizieren, ist die Hoffnung da, dass wir diese Krise überwinden können. Ich möchte daran glauben, dass wir nicht nur aus dieser Zeit lernen, sondern auch stärker daraus hervorgehen werden. Denn in den Augen des anderen erkenne ich, dass die Liebe, die uns einst verbunden hat, noch immer da ist – vielleicht sogar in einem neuen Licht.

Es sind diese kleinen, aber bedeutsamen Momente, in denen wir einfach zusammen sind und uns austauschen.

Und ich habe gelernt, dass es wichtig ist, bewusst Zeit füreinander zu nehmen.

Unverzichtbar ist also:

Findet bewusste Momente im Alltag, in denen ihr nur füreinander da seid, ohne Ablenkungen. Diese gemeinsame Zeit kann helfen, wieder eine tiefere Verbindung herzustellen.

Ein weiterer wichtiger Aspekt ist, offene und ehrliche Kommunikation zu pflegen.

Nehmt euch Zeit, um über eure Gefühle zu sprechen, ohne Angst vor Verletzungen oder Missverständnissen zu haben. Es ist wichtig, sich gegenseitig zuzuhören und die Gedanken und Sorgen des anderen ernst zu nehmen.

Diese Art des Austauschs kann helfen, Missverständnisse auszuräumen und das Vertrauen zueinander zu stärken.

Donnerstag, 22.07.

Heute ist der Geburtstag unserer kleinen Tochter, und deshalb haben wir einige Gäste zu Besuch, was die Situation zwischen Roli und mir nicht ganz einfach macht. Noch immer kämpfe ich mit meinen Emotionen, die zurzeit wegen allem und nichts ausbrechen können. Aber heute muss ich mich zusammenreißen, denn es geht nicht um mich. Die Gäste sollen schließlich das Fest genießen und nichts von all dem mitbekommen. So gut es geht, versuchen wir, gute Miene zum hässlichen Spiel zu wahren. Oder wie ich es nenne: Scharade, um unsere Freunde und Verwandten zu überzeugen, dass bei uns alles in bester Ordnung ist.

Viele werden dieses Spiel sehr gut kennen und beherrschen die Sitten des Schein-Wahrens perfekt. Wir beide hingegen scheitern kläglich daran. Jedes Mal, wenn wir uns berühren, spannt sich die Situation merklich an. Vielmehr ist es so, dass ich mich anspanne und Roli versucht, mich mit seiner Zuneigung zu überzeugen, dass er mich liebt. Doch anstatt die Anspannung zu lösen, wird sie bei jeder Berührung greifbarer.

Als sich die ersten Gäste verabschieden und eine gewisse Ruhe einkehrt, kommt Rolis Schwester auf mich zu. Sie hat meine Posts auf TikTok gesehen und fragt direkt, was los sei. "Ist bei euch alles in Ordnung?" Ihre Augen mustern mich besorgt, und ich merke, dass ich nicht mehr ausweichen kann. Also erzähle ich ihr grob, was passiert ist.

Mit jedem Satz, den ich offenbare, werden ihre Augen größer. Verwirrung und Enttäuschung stehen in ihrem Gesicht. Sie ist überrascht über das Verhalten ihres Bruders, aber auch besorgt, dass diese Sache unsere Beziehung zerstören könnte.

„Ich muss erstmal eine rauchen", sagt sie schließlich. Also gehen wir nach draußen zu den anderen. Da die Kinder im Haus spielen, können wir uns offen über den Vorfall austauschen. Es wird schnell klar, dass seine beiden Schwestern vollkommen auf meiner Seite stehen.

Nur der Patenonkel unserer Tochter sieht die Sache etwas anders. Nicht, dass er den Vorfall herunterspielen will, aber er sagt sich: „Es ist ja nichts wirklich passiert, es waren nur ein paar Telefonate und ein Video, das laut euch beiden nicht mal sehenswert ist. Also warum nicht abhaken und darauf vertrauen, dass er so etwas nie wieder tut?"

Ich spüre, wie mir die Wut hochkocht, und mit erregter Stimme antworte ich: „Ich soll es einfach gut sein lassen und darauf vertrauen?" Ich kann nicht mal zu Ende sprechen, da unterbricht mich Rolis jüngste Schwester: „Es stimmt, dass sie wieder Vertrauen muss, wenn sie diese Beziehung retten will, aber das braucht Zeit. Ganz klar, er hat einen Riesenfehler gemacht, den wir ihm alle nicht zugetraut hätten. Aber da sieht man, wie sehr man sich in jemandem täuschen kann – egal, wie lange man diese Person zu kennen glaubt."

Sie macht eine kurze Pause, und man kann deutlich sehen, wie die Enttäuschung und der Schock in ihren Augen aufblitzen, als sie kurz zu ihrem Bruder hinüberschaut.

Roli bemerkt es nicht, da er bedrückt auf den Boden starrt.

Eins muss man ihm lassen: Er könnte sich einfach nach drinnen verdrücken und der Situation entziehen, aber er stellt sich den Fragen und der Kritik wie ein Mann. Er spricht ohne große Überlegung, offen und ehrlich, auch wenn er sichtlich deprimiert ist. So kennen und schätzen wir ihn, aber heute scheint diese Seite von ihm kaum jemand zu berühren. Die Anspannung in der Luft ist greifbar, und während es mir im Herzen wehtut, ihn so zu sehen, brodelt gleichzeitig die Wut in mir. Mit jedem weiteren Wort über diese Sache steigt sie wieder an.

Die Schwester spricht erneut, diesmal direkter zu mir: "Ich stehe hundertprozentig hinter dir. Wenn du sagst, du willst ins Auto steigen und zu dieser Frau fahren, dann nehmen wir mein Auto und regeln das." Sofort springt die zweite Schwester ein: "Ich bezahle den Sprit und sorge dafür, dass du ihr den ersten Schlag verpasst!"
Diese unerwartete Wendung löst in der Runde ein lautes Gelächter aus, das die angespannte Stimmung aufbricht. Es tut so gut, dass ich fast vergesse, worüber wir gerade gesprochen haben.

Roli schaut auf, grinst und sagt: "Das will ich auf keinen Fall verpassen. Was meinst du, kommst du auch mit?", fragt er seinen einzigen Verbündeten, den Patenonkel. Der nickt und fügt lachend hinzu: "Ich filme das Ganze und stelle es online – als abschreckendes Beispiel dafür, was passiert, wenn Frauen aufeinander losgehen."

Der Gedanke, dieser "lachenden Hyäne" die Nase zu brechen, ist verlockend, aber ich weiß, dass die Realität anders aussieht.

Schließlich beenden wir das Thema und kehren wieder ins Haus zurück. Nur Roli bleibt noch schweigend und nachdenklich draußen sitzen. Er braucht noch ein paar Minuten für sich, bevor auch er sich zu uns gesellt.

Nachdem sich alle Gäste verabschiedet haben, stehe ich in der Küche und versuche, Ordnung zu schaffen. Wortlos kommt Roli hinzu, nimmt sich ein Tuch und beginnt, das Geschirr abzutrocknen. Lange überlege ich, was ich sagen soll. Ob ich ihn auf das Gespräch draußen ansprechen oder mir einen Spaß erlauben und vorschlagen soll, dass er das Auto tankt? Schließlich haben wir „eine lange Fahrt vor uns." Doch wie so oft, kommt er mir zuvor.

Sanft legt er mir seine Arme von hinten um die Taille und zieht mich näher zu sich. Ich spüre seinen Atem an meinem Nacken, und während ich den Lappen auswringe, drückt er sich fester an mich. Noch bevor ich ihm sagen kann, dass ich mir schnell die Hände abtrocknen möchte, ergreift er das Wort: „Ich bin so ein Idiot. Beinahe hätte ich mit meiner Blindheit und Dummheit alles zerstört, was mir lieb ist." Seine warme Atmung streift über meine Haut, und augenblicklich stellen sich all meine Härchen auf.

In diesem Moment weiß ich selbst nicht, ob ich wütend, traurig oder scharf auf ihn bin. Jede andere Frau hätte ihn wohl mit einer Pfanne erschlagen, aber ich... Ich kann einfach nicht anders. Langsam drehe ich mich in seinen Armen um, sehe ihm tief in die Augen und erkenne, wie schlecht es ihm wirklich geht. Und genau das ist es, was mich weich werden lässt – dieser Blick. Aufrichtig, ehrlich, voller Reue und Schmerz.

Ich glaube ihm, dass er es bereut. Und ja, ich weiß, es ist *nichts* passiert. Aber es tut trotzdem verdammt weh!
„Ich weiß, dass ich einen Fehler gemacht habe," sagt er leise, seine Stimme bricht fast. „Es war nie meine Absicht, dich zu verletzen."
Ich kann die Aufrichtigkeit in seinen Worten hören, doch gleichzeitig überkommt mich die Angst, dass wir an diesem Punkt nicht mehr zurückkehren können. In diesem Moment begreife ich, dass es nicht nur um das Vergessen geht – es geht um Verzeihen.

Um diesen Schmerz zu heilen, müssen wir beide offen über unsere Gefühle sprechen, auch wenn es unangenehm ist. Ich zwinge mich, ihm meine Ängste und Unsicherheiten zu gestehen.

„Ich fühle mich manchmal unsicher, wenn ich sehe, wie andere Frauen dich ansprechen. Es macht mir Angst, dass ich nicht genug bin."
Es ist ein Schritt, den ich machen muss, um die Mauer zwischen uns abzubauen.
Sein Gesichtsausdruck wechselt von Schmerz zu Verständnis. „Du bist mehr als genug für mich. Ich will nur dich," sagt er und zieht mich näher.
In diesem Moment spüre ich, dass wir an einem Wendepunkt stehen.

Vielleicht können wir diese Krise nicht nur überstehen, sondern gestärkt daraus hervorgehen.

Ich lege meinen Kopf an seine Schulter und atme tief durch. Es wird nicht einfach sein, aber ich bin bereit, an uns zu arbeiten. Gemeinsam.

Zuhören und Verständnis sind essenziell für eine starke Beziehung

Manchmal geht es nicht nur darum, was gesagt wird, sondern auch darum, wie man zuhört. Nehmt euch Zeit, um die Perspektive des anderen wirklich zu verstehen, und zeigt Empathie.

Fragen zu stellen und aktiv zuzuhören, kann helfen, Missverständnisse zu vermeiden und eine tiefere Verbindung aufzubauen. Gemeinsam an der Lösung von Problemen zu arbeiten, kann euer Band stärken.

Zeit füreinander nehmen:

Findet bewusste Momente im Alltag, in denen ihr nur füreinander da seid, ohne Ablenkungen. Diese gemeinsame Zeit kann helfen, wieder eine tiefere Verbindung herzustellen.

Offene und ehrliche Kommunikation:

Ihr müsst über das sprechen was euch beschäftigt und das, ohne Angst vor Verletzungen oder Missverständnissen zu haben. Es ist wichtig, sich gegenseitig zuzuhören und die Gedanken und Sorgen des anderen ernst zu nehmen. Diese

Art des Austauschs kann helfen, Missverständnisse auszuräumen und das Vertrauen zueinander zu stärken.

Reflektion

Um über eure Beziehung nachzudenken und an den Herausforderungen zu arbeiten, die euch belasten, müsst ihr euch Zeit nehmen. Nichts kann und wird über Nacht heilen. Dafür braucht ihr **Teamarbeit**

Erkennt, dass ihr gemeinsam an der Beziehung arbeiten müsst. Die Herausforderungen können euch als Team stärker machen. Werdet euch bewusst, wie sehr ihr euch liebt und zeigt einander eure **Wertschätzung** und Zuneigung.

Kleine Gesten der Liebe können einen großen Unterschied machen und die Verbindung stärken. Kleine Gesten der Liebe können einen großen Unterschied machen und eure Verbindung stärken. Erinnert euch daran, wie es war, als ihr euch ineinander verliebt habt – an das Gefühl, das ihr bei euren ersten Dates hattet.

31.07.
Die Geburt des „Wortmagnet"-Accounts

Wir sind auf einer Autofahrt, und während wir über Gott und die Welt sprechen, kommt das Gespräch plötzlich auf meinen TikTok-Account.
Roli sieht mich an und meint: „Du schreibst doch ständig Sprüche zu allen möglichen Themen. Manchmal sind es witzig-sarkastische Kommentare, dann wieder tiefgründige Gedanken über das Leben oder Ausschnitte aus deinen Büchern." Ich nicke, bestätigte seine Beobachtung und bin gespannt, worauf er hinauswill.

„Was hältst du davon, einen zweiten Account zu erstellen? Eine Art Gruppe, wo du andere ermutigst, ihre eigenen oder ihre Lieblingszitate bei dir zu posten?"

Die Idee lässt mich aufhorchen. Sofort gefällt mir der Gedanke, einen Ort zu schaffen, an dem nicht nur ich, sondern auch andere Menschen ihre Gedanken, Weisheiten und vielleicht auch ihre Sorgen teilen können. Einen Raum, der von vielen unterschiedlichen Stimmen lebt und nicht nur von meinen eigenen.

Aber zu früh gefreut, denn sofort stellt sich bei mir die Angst ein. Ich habe keine Ahnung, wie viel Arbeit eine Gruppe macht, was ich tun muss und wie ich die Mitglieder „betreuen" soll. Kurz gesagt: Ich habe überhaupt keinen Plan von so etwas.

„Ich finde deine Idee super, aber…" Ich pausiere, um meine Gedanken zu sortieren, doch Roli fragt schon nach: „Aber?" Resigniert sehe ich ihn an und sage: „Ich weiß nicht, wie ich an Mitglieder kommen soll, geschweige denn, was ich dann mit all den Leuten anstellen soll – falls sich überhaupt jemand für so eine Gruppe interessiert. Und wenn ich nur daran denke, dass ich eine WhatsApp-Gruppe erstellen muss mit all diesen separaten Bereichen wie: Chat, Infos, bla bla bla… keine Ahnung, was noch alles. Ich beginne schon jetzt zu hyperventilieren." Symbolisch greife ich mir ans Shirt und ziehe es hin und her.

Sanft legt Roli seine Hand auf meinen Schoß und sagt: „Ach, Mäuschen, du bist doch nicht allein. Ich helfe dir. Ich richte dir das Ganze auf deinem Handy ein, erstelle den Account und gebe dir Tipps, wie du an Mitglieder kommst. Und selbstverständlich werde ich auch in meinen Gruppen und auf TikTok Werbung für deinen Kanal machen."

Mein Herz macht vor Freude einen Sprung, und für einen kurzen Moment befürchte ich, gleich einen Schlaganfall zu bekommen. Die Gedanken überschlagen sich, und mir schwirren tausen Ideen durch den Kopf.

Als wir zu Hause ankommen, mache ich mich sofort an die Arbeit. Für einen Moment verdränge ich die nagende Angst, die mich seit Rolis Vorschlag begleitet.
Es ist nicht nur die Unsicherheit darüber, was auf mich zukommt – immerhin habe ich noch nie eine Gruppe auf TikTok geleitet. Dazu kommt, dass ich aus Rolis Erzählungen weiß, dass es bei solchen Gruppen oft auch Streitigkeiten unter den Mitgliedern gibt.

Die Vorstellung, dass ich das Moderieren und im schlimmsten Fall Konflikte schlichten muss, macht mich nervös. Dazu kommt die immense Arbeit, die gerade zu Beginn auf den Gründer zukommt. Alles selbst aufzubauen, zu organisieren und aktiv zu halten, klingt überwältigend. Doch für den Moment blende ich das aus, und so entsteht eine schier endlose Liste von Dingen, die ich tun muss – die ich natürlich mit Rolf durchgehen möchte.

Begeistert rattere ich Punkt für Punkt herunter, und zusammen feilen wir an einem Plan, wie wir das alles umsetzen wollen. Innerhalb weniger Stunden ist die Gruppe auf TikTok online, der Chat auf meinem Handy eingerichtet, und die ersten Sprüche sind bereits als Entwürfe gespeichert.

Hier zeigt sich wieder einmal, dass Roli einfach der Steve Jobs 2.0 der Situation ist: Auf meinem MacBook ist alles perfekt vorbereitet – Ordner, Listen, Bilder – alles, was ich für meine Gruppe brauche, steht bereit.

In den ersten zwei Tagen arbeite ich wie eine Verrückte an meinen Zitaten und Sprüchen. Die Werbevideos laufen bereits, und die Aufrufe können sich sehen lassen.
Die Follower sind noch etwas zögerlich, aber auch da bin ich zuversichtlich, dass sich das bald ändern wird.

Und das tut es tatsächlich. Kaum ist der TikTok-Account eingerichtet, kommt wenige Tage später die Überraschung.

Nichtsahnend sitze ich am Rechner, als Roli sich mit seinem typischen „Ich-hab-da-was-für-dich"-Gesicht neben mich setzt. Ohne mit dem Tippen aufzuhören, schiele ich kurz lächelnd zu ihm hinüber und warte gespannt auf seine große Verkündung.
Sein Strahlen lässt vermuten, dass er gute Nachrichten hat, was meine Neugier Sekunde zu Sekunde wachsen lässt.
„Ja?" frage ich übertrieben freundlich.

„Ja, du... hör mal," beginnt er.

„Ja?" frage ich erneut.

„Ich hab da dein erstes Mitglied für deine Gruppe, wenn du möchtest."

Sofort höre ich auf zu tippen und starre ihn mit großen Augen an. „Echt? Wen denn?"

Wieder grinst er mich an. „Jemanden aus meiner TikTok-Gruppe."

In meinem Kopf beginnt es sofort zu arbeiten. Vor meinem inneren Auge gehe ich all die Gesichter durch, die ich aus seiner Gruppe kenne. Na toll, das könnte so ziemlich jeder sein.

„Na, sag schon! Wer?" frage ich neugierig.

„Sabine."

Mit großen Augen sehe ich ihn an. „Ah, was? Mit ihr hast du doch dieses Duo-Ding, oder?"

„Ja, genau."

Also schickt Roli ihr eine Nachricht, ob er mir ihre Nummer geben darf, damit ich sie in die Gruppe einfügen kann. Und so wird sie mein erstes Mitglied. Voller Freude beginnen wir, den Kanal mit Sprüchen zu füllen, bis sich nach wenigen Tagen das zweite Mitglied zu unserer Gruppe gesellt. Simone, die ich kurz darauf zu meiner Admina ernenne.

Mit jedem Tag, den ich am Rechner oder am Handy damit verbringe, Bilder und Zitate für meinen Account zusammenzustellen, merke ich, wie sich meine Schreibblockade langsam löst.

Das Schreiben fängt wieder an, mir Freude zu bereiten, und in der Gruppe läuft es richtig gut. Auch wenn die Gruppe langsam wächst, steigen die Zahlen stetig, und selbst an meinem Roman schreibe ich wieder weiter. Doch die Freude darüber hält nicht lange an.

Einige Tage später bekomme ich von Sabine eine Sprachnachricht auf WhatsApp:

„Hi Liebes, ich wollte fragen, ob es für dich okay ist, wenn ich einen separaten Chat einrichte, um uns über privatere Angelegenheiten zu unterhalten."

verwundert stimme ich zu und schreibe Roli eine Nachricht: „Hi Schatz, hast du von Sabine was gehört?"
Kaum hat er meine Nachricht gelesen, ruft er mich an. Wir sprechen nur kurz darüber, und währenddessen richtet Sabine den neuen Gruppenchat ein.

Sie, Roli, meine Admina und ich werden hinzugefügt. Sie kommt sofort auf den Punkt, und schon nach einer kurzen Begrüßung lädt sie ein paar Videos hoch.

Was ich dann sehe, lässt die alte Wut in mir aufkochen. Wieder dieses Gesicht – diese Frau, die deprimiert ihre Lieder zur Schau stellt, trauert um eine einseitige Liebe und die unüberwindbare Enttäuschung. Ich kann es kaum fassen. Hört sie denn nie auf? Glaubt sie wirklich, dass dieses Verhalten Roli dazu bringen könnte, sich bei ihr zu melden? Oder dass irgendein Mann von dieser übertriebenen Show beeindruckt wäre? Dieses Verhalten ist mir völlig unverständlich.

Wir beginnen, Sprachnachrichten hin und her zu schicken, und währenddessen blockiere ich sofort all ihre TikTok-Accounts. Auch ihre „Freunde" blockiere ich vorsorglich. Die anderen folgen meinem Beispiel, und wir einigen uns darauf, sie komplett zu ignorieren. Also versuche ich, meine Aufmerksamkeit wieder auf meine Arbeit und die Gruppe zu richten. Doch jeden Tag kommt etwas Neues. Ein weiteres Video hier, eine Botschaft da – sie ist wieder überall präsent.

Die Diskussionen mit Roli entfachen wieder von Neuem, und die Unruhe kehrt zurück, als wäre sie ein unwillkommener Gast, der einen festen Platz an meinem Tisch eingenommen hat. Und als ob das nicht genug wäre, schreibt sie Roli auch noch eine SMS:

„Morgen Not-OP."

Bitte was?! Was soll dieser Scheiss jetzt? Sofort spreche ich Roli darauf an.
„Was soll das? Warum sagst du mir nicht, dass sie dir geschrieben hat?"
Er hat keine Chance zu antworten, denn ich bombardiere ihn direkt mit einer Flut von Fragen und alten Vorwürfen. Natürlich bringt das in der Situation nichts, aber mein Temperament geht wieder einmal mit mir durch.

Roli sieht mich ruhig an, seine Stimme bleibt fest, als er sagt: „Schatz, ich habe dir nichts davon gesagt, weil ich die Nachricht nur kurz überflogen habe und nicht darauf geachtet habe, von wem sie kam." Sofort regt sich in mir der Zweifel, ob das wirklich die Wahrheit ist, und meine Wut flammt erneut auf.
Diesmal jedoch, bevor ich ganz ausraste, legt er seine Hände sanft um meine Arme, schaut mir direkt in die Augen und wiederholt eindringlich: „Schatz, ich habe wirklich nicht realisiert, dass sie es war. Hätte ich es gecheckt, hätte ich es dir sofort gesagt. Oder glaubst du ernsthaft, wenn ich es verheimlichen wollte, hätte ich die Nachricht nicht einfach gelöscht? Nach all der Scheisse, was wir in letzter Zeit durchgemacht haben, was du wegen mir durchmachen musst, nur weil ich Idiot nicht bemerkt habe, was sie wirklich vorhat?"

Seine Augen werden feucht, sie füllen sich mit Tränen, und die erste läuft ihm über die Wange. „Ich liebe dich. Ich will dich nicht verlieren und schon gar nicht, dass es dir wegen mir weiterhin schlecht geht."
Seine Stimme bricht beim letzten Wort, und auch ich kann mich nicht mehr zurückhalten – die Tränen laufen.

Heulend umarmen wir uns, beide unfähig, uns zu beruhigen. Immer wieder wiederholt er: „Ich liebe dich." Und auch ich sage: „Ich liebe dich auch." Nach einer gefühlten Ewigkeit, in der wir uns gegenseitig versichern, wie viel wir einander bedeuten, lasse ich ihn schließlich los. Wir wischen uns die Tränen aus dem Gesicht und setzen uns an den Tisch. Mit einem Kaffee für ihn und einem Glas Wasser für mich beruhigen wir uns langsam wieder.

Aus Angst, dass sich meine Blockade wieder eingeschlichen haben könnte, setze ich mich an den PC und beginne sofort zu schreiben. Zu meiner Verwunderung fließen die Worte wie von selbst, die Kapitel füllen sich, und das Buch wächst weiter an. Dieser Ratgeber lebt von genau den Emotionen, die ich hier zu vermitteln versuche.
Ob es mir voll und ganz gelingt, wird sich noch zeigen. Aber jetzt, in diesem Augenblick, will ich einfach nur schreiben. Meine Therapie ist das Schreiben. Und ich hoffe, mit meiner Erfahrung so viele Menschen zu erreichen, um zu zeigen: "Hey, ihr seid nicht alleine."

Roli und ich sind seit 14 Jahren ein Paar, und in dieser Zeit haben wir so viel durchgemacht – Positives sowie Negatives. Und doch sind wir noch zusammen.

"Liebe", sagst du? Ich sage: nicht nur Liebe, sondern auch Verständnis, Kommunikation und ja, auch Tränen haben unsere Beziehung begleitet.

Das Positive an diesen turbulenten Jahren: Unsere Bindung wurde mit jeder Hürde, die wir überwunden haben, stärker. Die Diskussionen, die wir führten, haben gezeigt, wie sehr wir einander wichtig sind.

Und das Allerbeste: Meine Stimmbänder sind dicker als die einer Opernsängerin – das kann ich dir versichern!

Warum ist es denn so wichtig, dass man miteinander redet?

In schwierigen Momenten, besonders bei emotionalen Konflikten oder Missverständnissen, ist es entscheidend, sich gegenseitig ehrlich und offen mitzuteilen, was man empfindet. Wie soll dein Partner denn sonst wissen, was dich belastet?

Oft entstehen solche Konflikte, genau deshalb, weil wir Missverständnisse oder Ängste, nicht ansprechen.

Zögere nicht, über deine Zweifel oder Ängste zu sprechen, denn ansonsten können sich daraus größere Probleme entwickeln, die noch schwerer zu lösen sind.

Ein ruhiges, offenes Gespräch kann oft diese Spannungen abbauen.

Geduld und Verständnis

Versuche – auch wenn es verdammt schwierig ist - in hitzigen Momenten deinem Partner Raum zu geben, seine Sichtweise zu erklären.

Seine Emotionen zu kontrollieren – ja, dafür bräuchte es einen separaten Ratgeber – ist nicht einfach. Du möchtest am liebsten, mit einer Pfanne in den Händen bewaffnet, deinen Standpunkt klar machen, aber du weißt genau, dass das nichts bringt. Deshalb leg die Pfanne weg, atme tief durch und versuche mit Empathie auf deinen Partner zu zugehen. Und nein, *Empathie* ist keine neue Marke für Gusseisenpfannen. Empathie ist dieses Ding, dieses Gefühl, das man aktiviert, um den anderen vielleicht ein bisschen besser zu verstehen

Emotionen zulassen

Manchmal helfen Tränen und ein gutes, ehrliches Ausheulen, um Dampf abzulassen. Schließlich zeigt das ja, dass beide tief betroffen sind und an der Beziehung arbeiten wollen.

Und seien wir ehrlich: Manchmal bringt so ein kleiner Emotionsausbruch viel mehr als alle stillen Nachdenk-Pausen zusammen.

Zusammenarbeit

Probleme und Herausforderungen in der Beziehung sind eine gemeinsame Angelegenheit. Anstatt sie als trennende Faktoren zu sehen, nutzt die Möglichkeit, zusammen Lösungen zu finden und als Paar stärker daraus hervorzugehen.

Wie geht es weiter?

Nun, nachdem einige Zeit vergangen ist, kann ich fast behaupten, dass es uns so gut wie gelungen ist, die Situation zu meistern. Es ist noch nicht perfekt, aber wir kommen unserem Ziel jeden Tag ein Stück näher.

Wir sprechen viel mehr über wichtige Dinge wie „Wie geht es dir heute?" oder „Magst du mir erzählen, was heute bei dir so los war?"

Aus diesen Fragen ergeben sich immer wieder Themen, die uns beide beschäftigen und uns näherbringen.

Auch unsere Intimität hat sich verändert. Er nimmt mich viel mehr in den Arm und flüstert mir zu: „Ich liebe dich, mein Schatz" oder „Ich hab dich heute vermisst."

Diese kleinen Gesten sind für mich unglaublich wertvoll und geben mir das Gefühl, dass wir einander wieder näher sind.

Auch unser Liebesleben hat sich gewandelt. Wir sind viel mehr bei der Sache, schauen uns an, drücken uns und küssen uns viel intensiver.

Die Häufigkeit ist massiv gestiegen.

Ich weiß, jetzt könnte der Eindruck entstehen, dass wir nur deswegen wieder zueinander gefunden haben, aber dem ist nicht so. Wir hatten schon vor dieser Sache ein aktives und erfülltes Liebesleben. Doch jetzt fühlt es sich intensiver und echter an – ich kann es nicht anders beschreiben.

Was ich jedoch mit Sicherheit sagen kann, ist, dass ich ihn über alles liebe und so dankbar bin, dass wir diese Herausforderung zusammen gemeistert haben. All das, was wir durchgemacht haben, hat uns nur noch enger zusammengeschweißt – und ich bin mir sicher, dass unsere Beziehung jetzt noch mehr Tiefe bekommen kann.

Das kann ich dir noch mit auf dem Weg geben:

Verbringt bewusst Zeit miteinander, um eure Verbindung zu stärken und den Alltag hinter euch zu lassen. Diese Abende können helfen, die Romantik wieder aufleben zu lassen.

Setzt euch gemeinsame Ziele:

Indem ihr euch regelmäßig Zeit nehmt, um über eure Träume und Wünsche zu sprechen, könnt ihr euren Fokus auf die Zukunft richten und positive Veränderungen in eurer Beziehung fördern. Diese gemeinsamen Ziele stärken nicht nur eure Verbindung, sondern helfen auch dabei, das Vertrauen und die Unterstützung füreinander zu vertiefen.

Den eigenen Weg finden:

Es gibt Zeiten im Leben, in denen wir vor schwierigen Entscheidungen stehen. Wir können nicht immer voraussehen, wie sich die Dinge entwickeln werden, und manchmal ist es unvermeidbar, dass Beziehungen auseinandergehen. Wichtig ist jedoch, sich selbst treu zu bleiben und die eigenen Werte und Ziele nicht aus den Augen zu verlieren. Jeder Schritt, den wir gehen, sollte uns näher zu dem Menschen bringen, der wir sein wollen.

Auch wenn Veränderungen Angst machen können, bieten sie immer auch die Chance, etwas Neues zu beginnen und persönlich zu wachsen.

Reflektiert gemeinsam über eure Beziehung

Nehmt euch Zeit, um über die Herausforderungen und Lektionen zu sprechen, die ihr gemeinsam durchlebt habt. Dies kann helfen, euer Band zu festigen.

Eigene Ängste erkennen

Nimm dir Zeit, um über deine eigenen Ängste und Unsicherheiten nachzudenken. Fragen, die du dir stellen könntest, sind:

Was genau macht mich eifersüchtig?

Welche vergangenen Erfahrungen könnten diese Gefühle beeinflussen?

Ist es ein Verhalten einer anderen Person, die ich absolut nicht ausstehen kann?

PS: Ich kann nur abraten, den Plan zu verfolgen, jemanden aus dem Weg zu räumen, der dir wehgetan oder geschadet hat. Lass diese Leute ruhig weiterhin an deinem Leben teilhaben, denn nichts macht sie wütender, als dich glücklich zu sehen ;-)

Und die wichtigste Frage überhaupt:

Fühle ich mich in der Beziehung wohl und geborgen?

Eine Beziehung sollte dir das Gefühl von Geborgenheit, Liebe, Verständnis und genau der richtigen Prise Wahnsinn geben. Eine Verbindung, in der du dich sicher und akzeptiert fühlst und gleichzeitig frei bist, du selbst zu sein.

Gesunde Vergleiche vermeiden

Konzentriere dich darauf, deine eigenen Fortschritte zu feiern, anstatt dich mit anderen zu vergleichen – oder noch schlimmer, deinen Partner mit anderen zu messen.

Du hast ihn schließlich so kennengelernt, mit all seinen Schwächen und Macken. Also versuche erst gar nicht, ihn zu vergleichen oder verändern zu wollen.

Wir in Italien haben dafür ein eigenes Sprichwort:

Il lupo perde il pelo, ma mai il vizio

Der Wolf verliert sein Fell, aber niemals seine Gewohnheiten.

Also versuche erst gar nicht, ihn zu ändern – du wirst kläglich daran scheitern.

Persönliche Grenzen setzen

Mach dir deine persönlichen Werte und Grenzen bewusst. Was ist für dich in einer Beziehung akzeptabel, und was nicht? Das klare Festlegen deiner eigenen Grenzen kann dir helfen, dich sicherer zu fühlen und Eifersucht zu verringern.

Professionelle Unterstützung in Betracht ziehen

Wenn Eifersucht ein ständiges Problem in deinem Leben oder deiner Beziehung darstellt, kann es hilfreich sein, professionelle Unterstützung in Anspruch zu nehmen.

Ein Therapeut oder Berater kann dir helfen, tiefere Ursachen deiner Eifersucht zu erforschen und Strategien zu entwickeln, um diese Gefühle zu bewältigen.

Nun kommt mein persönliches Fazit

Eifersucht kann echt schmerzhaft sein, bietet aber auch eine Chance zur persönlichen Weiterentwicklung. Wenn du dir Zeit nimmst, um über dich selbst nachzudenken, dein Selbstwertgefühl stärkst und gesunde Grenzen setzt, kannst du nicht nur deine Eifersucht besser in den Griff bekommen, sondern auch eine tiefere und harmonische Beziehung zu dir selbst und deinem Partner aufbauen.

Es ist wichtig, die eigenen Unsicherheiten zu erkennen und anzunehmen, anstatt sie zu ignorieren. Wenn du ehrlich zu dir selbst bist und die Gründe für deine Eifersucht verstehst, kannst du lernen, sie loszulassen.

Das braucht Zeit, aber Schritt für Schritt baust du so Vertrauen auf – in dich selbst und in deinen Partner. Für mich ist das immer noch eine große Herausforderung, aber je mehr ich an diesem Ratgeber schreibe, desto mehr hilft es mir, das Ganze zu verarbeiten.

Vielleicht ist das Schreiben mein geheimes Rezept gegen Eifersucht!

Eifersucht kann dir zeigen, woran du arbeiten solltest. Wenn du diesen Weg gehst, wirst du merken, wie viel innerer Frieden und Stabilität du gewinnen kannst. Am Ende geht es darum, eine Beziehung zu führen, die auf Vertrauen und Respekt basiert, statt auf Angst und Kontrolle.

Der Auslöser einer digitalen Eskalation

Es ist kurz nach zweiundzwanzig Uhr, als eine Nachricht
von einer Freundin aus meiner Gruppe hereinkommt:
„Das Video, das ich hochgeladen habe, ist nicht gegen euch
gerichtet."
Sofort bin ich neugierig. Roli sitzt neben mir, und ich frage
ihn: „Hast du die Nachricht im Gruppen-Chat gelesen?"
„In welchem Chat?" fragt er.
„Na, in der Plauderkiste."
Kurz darauf erscheint die nächste Nachricht: „Ich werde
hier öffentlich an den Pranger gestellt."
Mit klopfendem Herzen klicke ich auf den Link, den sie
geschickt hat, und sofort fällt mir ihr Profil im Video auf.

Jemand redet irgendeinen Blödsinn über sie, während ihr
TikTok-Profil eingeblendet wird.
«Was soll die Scheisse?» frage ich Roli, der genauso
fassungslos auf sein Handy starrt und versucht, das Ganze
zu ordnen.
Ab diesem Abend nimmt alles seinen Lauf – auf dieses
Video muss ich einfach reagieren.
Am nächsten Tag poste ich meinen Kommentar, doch Roli
ist schneller und hinterlässt seinen eigenen, der eine wahre
Lawine an Reaktionen auslöst.

Es beginnt schleichend: Zuerst fallen nur vereinzelte
Bemerkungen, dann nehmen die Angriffe an Härte zu. Bald

sind nicht nur wir, sondern auch andere Mitglieder unserer Gruppe im Fadenkreuz. Sie werden regelrecht bedroht. Die Atmosphäre wird zunehmend toxisch, und aus Angst vor diesen feigen Attacken fassen einige den Entschluss, die Gruppe zu verlassen.

Das kann ich nicht einfach tatenlos hinnehmen. Also lade ich ein Video hoch, das gegen Mobbing sensibilisieren soll.

Roli spricht auf seinem Account als „Bruder Roli" im „Wort zum Sonntag" ebenfalls über Mobbing. Doch dieses Video wird von einigen als Anlass genommen, ihre Angriffe auf unsere Gruppe zu intensivieren. Die Angriffsgruppe untersucht gezielt die Accounts unserer Mitglieder. Da ich zu dieser Zeit ebenfalls in der Gruppe und im dazugehörigen Chat aktiv war, wurde ich dazu gezwungen, Stellung zu beziehen.

Das führte letztlich dazu, dass es zu einem lauten Knall kam. Was mich dabei am meisten wütend macht, ist die Dreistigkeit der Lügen, die verbreitet werden. Dass man versucht, mich in die Schranken zu weisen, finde ich schon schwer zu ertragen. Aber wenn man meinen Mann angreift, dann ist Schluss. Da kenne ich nichts und wehre mich lautstark. Und wenn auch noch meine Freundin ins Visier gerät, dann legt man sich mit der falschen Person an – drei Tage später verließ ich die Gruppe.

Die Sache hat sich in der Zwischenzeit etwas beruhigt, aber überstanden ist sie noch lange nicht. Wir stehen jedoch alle zueinander aber vor allem hinter ihr und wir werden alles daransetzten, diesem Albtraum ein Ende zu setzen.

Mobbing ist keine Meinung – es ist Gewalt!

Ob online oder offline: Niemand verdient es, erniedrigt, ausgeschlossen oder bedroht zu werden. Wir dürfen nicht wegsehen, wenn Unrecht geschieht.
Es liegt an uns, Verantwortung zu übernehmen und klar Stellung zu beziehen.

Mobbing ist in keiner Form akzeptabel.
Es muss aufhören. Vergesst nie:

Mobbing ist kein Spiel!

Egal, ob online oder im echten Leben – Mobbing hinterlässt tiefe psychische und emotionale Wunden. Jede Form von Beleidigung, Bedrohung oder öffentlicher Demütigung kann ernsthafte Folgen haben. Wenn du selbst betroffen bist oder siehst, dass jemand gemobbt wird, schweige nicht.
Sprich darüber, suche dir Unterstützung und setze ein Zeichen gegen diese Form der Gewalt.

Meine Lektion daraus?

Mobbing kann jede*n treffen. Mir ist klar geworden, wie wichtig es ist, mutig zu sein und mich für andere starkzumachen – auch wenn es unbequem wird. Mobbing zu stoppen, liegt in unserer Hand.

Mobbing beginnt dort, wo das Mitgefühl aufhört – wir alle tragen

die Verantwortung, dem aktiv entgegenzuwirken.

Meine persönliche Geschichte und die meiner Freundin zeigen eindrucksvoll, wie die digitale Welt tief in unser echtes Leben eingreift und dabei immense Schäden anrichten kann.

Doch nicht die Technik selbst ist das Problem, sondern die Menschen, die sich hinter falschen Profilen verstecken und gezielt anderen das Leben schwer machen. Egal, ob aus Langeweile oder vermeintlichem "Spaß" – wir alle tragen Verantwortung für unser Handeln im Netz.

Deshalb gilt:

Wenn das Handy an ist, sollte auch der Verstand eingeschaltet sein. Denke kurz darüber nach, welchen Einfluss deine Worte oder Taten auf andere haben können, bevor du etwas postest.

Eins will ich aber unbedingt noch loswerden

Erstens:

Wenn du das Gefühl hast, dass in deiner Beziehung etwas nicht stimmt oder, dass du hintergangen wirst, dann liegst du oft richtig.

Dein Bauchgefühl täuscht selten. Vertraue darauf und gehe den Dingen auf den Grund – vertrau mir, als erfahrener Alltags-Sherlock, weiß ich ganz genau, wovon ich spreche.

Zweitens:

Hasse ich diese (A)sozialen Medien bis aufs Blut. Auch wenn ich sie selbst für meine Zwecke nutze oder zur Ablenkung, sehe ich dabei eine klare Grenze: **Der Respekt** vor anderen bleibt für mich immer im **Vordergrund**, und ich unterscheide bewusst zwischen **richtig** und **falsch**.

Je länger ich auf diesen Plattformen unterwegs bin, desto deutlicher wird, wie sehr Menschen sich in dieser digitalen Welt verlieren. Ein abwertender Kommentar hier, ein gemeines Emoji dort – und ein unschuldiges Leben kann davon zerstört werden. Es ist erschreckend, wie sehr so etwas entgleiten kann.

Verliere niemals den **Respekt** vor anderen. Schiebe deinen **Anstand** nicht beiseite. Aber vor allem – und das ist das Wichtigste – halte kurz inne, **bevor** du etwas kommentierst, postest oder jemandem eine Nachricht schreibst.

Frag dich selbst: Wie würde sich die andere Person fühlen, wenn ich einen abfälligen Kommentar schreibe? Ist es das wirklich wert?

Stell dir vor, du bist in einer Beziehung: Wie würde dein Partner es finden, wenn du heimlich mit jemand anderem schreibst? Vielleicht denkst du: „Es ist ja nichts Körperliches, also zählt es nicht als Fremdgehen, wenn ich mit jemand anderem schreibe."

Ach ja?

Wenn es wirklich harmlos ist, warum erzählst du es deinem Partner dann nicht? Warum erwähnst du nicht, dass du intime Momente mit dieser Person teilst, ihr videochattet oder vielleicht sogar Bilder austauscht?

Und jetzt: Fühlt sich das immer noch in Ordnung an?

Für mich ist alles, was heimlich geschieht, eine Form von Betrug. Wenn mein Partner sich dabei unwohl fühlt, es offen in meiner Anwesenheit zu tun, stellt sich die Frage: Warum dann heimlich? Weil er weiß, dass ich damit ein Problem habe.

Dabei übersieht er allerdings, dass ich noch viel wütender werde, wenn ich es von selbst herausfinde. Hätte er vorher kurz überlegt, ob es wirklich in Ordnung ist, mit anderen zu schreiben und Bilder auszutauschen, hätte er vielleicht einiges verhindern können.

Die sozialen Medien, hätte meine Beziehung beinahe zerstört – aber durch Liebe und Kommunikation sind wir stärker geworden.

In einer Welt, in der Ablenkungen und Herausforderungen ständig auf uns einprasseln, ist es leicht, den Blick für das Wesentliche zu verlieren.

Letztendlich geht es darum, wie wir miteinander umgehen – sowohl im digitalen Raum als auch im echten Leben.

Respekt, Ehrlichkeit und Empathie – Ja, dieses eigenartige Gefühl, dieses Mitgefühl, sollten die Grundlagen jeder Interaktion sein.

Jeder von uns trägt die Verantwortung für seine Worte und Taten. Wenn wir uns der Wirkung unserer Kommunikation bewusst sind, können wir nicht nur Konflikte vermeiden, sondern auch Beziehungen stärken.

Lasst uns innehalten und darüber nachdenken, bevor wir handeln. Denn in einer Welt, die oft schnelllebig und unüberlegt ist, können kleine Momente der Reflexion große Veränderungen bewirken. Jeder von uns hat die Kraft, mit seinem Verhalten einen positiven Unterschied zu machen – für sich selbst und für die Menschen um uns herum.

Bei uns hätte Tiktok, beinahe unsere Beziehung zerstört, und sicherlich habe auch ich meinen Teil dazu beigetragen, dass es so weit gekommen ist. Es ist gefährlich, den Partner als selbstverständlich zu betrachten – das musste ich schmerzlich erfahren. Doch aus dieser Erfahrung haben Roli und ich gelernt, dass wir einander wertschätzen und uns bewusst Zeit füreinander nehmen müssen.

<u>Hier sind ein paar Gedankenanstöße, die mir selbst geholfen haben und vielleicht auch dich inspirieren</u>

Was sind meine größten Unsicherheiten in der Beziehung?

Welche positiven Eigenschaften bringe ich in die Beziehung ein?

Wie kann ich in Zukunft besser mit Eifersucht umgehen? Nimm dir Zeit, um über diese Fragen nachzudenken. Das kann dir helfen, Klarheit zu gewinnen und deinen Weg weiterzugehen.

Praktische Übungen:

Führe ein Tagebuch, in dem du deine Gedanken und Gefühle festhältst, wenn du Eifersucht empfindest.
Setze dir kleine, erreichbare Ziele, um dein Selbstwertgefühl zu stärken, z. B. ein Kompliment an dich selbst pro Tag.

Hör doch mal rein!

Ich begleite dich gerne weiter auf deinem Weg! In meinem Podcast **Liebeskiste** spreche ich jede Woche mit meinem Mann über die alltäglichen Herausforderungen in einer Beziehung – und auch über Gott und die Welt. Vielleicht findest du genau die Folge, die dich inspiriert oder dir weiterhilft.

Wichtige Gedanken zum Mitnehmen

«Nichts ist perfekt, und das muss es auch gar nicht sein. Du kannst deine Sichtweise und Einstellung so verändern, dass es für dich passt. Eine Beziehung muss nicht perfekt sein – es reicht, wenn sie echt ist und für euch beide funktioniert.»

«Liebe ist einer der stärksten Bausteine jeder Beziehung, doch die Liebe zu sich selbst ist der Grund, auf dem sie wirklich wächst.»

„Wenn du nicht möchtest, dass das Handy deinen Partner ersetzt, dann ist es an der Zeit, wieder richtig zuzuhören. Leg das flache Gerät mit der kalten Oberfläche beiseite und schenke deinem Partner deine volle Aufmerksamkeit."

Gwednoline P Point

Aktueller Stand

Einige Monate nach den schwierigen Zeiten in meiner Beziehung, die mich so viel gelehrt haben, sitze ich an einem Abend wieder auf der Couch.
Ich denke an all die Herausforderungen, die wir gemeinsam durchgestanden haben, und spüre, wie sehr sich unsere Verbindung verändert hat.
Wir haben viel miteinander geredet und unsere Gefühle offengelegt, und ich merke, dass wir auf einem besseren Weg sind.

Trotz der Rückschläge fühle ich, dass wir beide gewachsen sind. An diesem Abend entscheide ich mich, einen Schritt weiterzugehen. Ich nehme mein Telefon und rufe Roli an.

Anstatt über Probleme oder Missverständnisse zu sprechen, möchte ich einfach nur den Moment genießen und ihm sagen, wie wichtig er für mich geworden ist.

„Weißt du," beginne ich, „ich bin so dankbar für alles, was wir durchgemacht haben. Es hat uns nähergebracht, und ich schätze deine Stärken und die Art, wie du mit mir umgehst sehr."

Er reagiert überrascht, aber dann antwortet er mit ähnlichen Gefühlen. Wir beginnen, unsere Liebe zu feiern, ohne den Druck der Perfektion.

Statt uns auf das Negative zu konzentrieren, erkennen wir, wie wichtig es ist, die kleinen Dinge zu schätzen – die gemeinsamen Lacher, die Unterstützung in schweren Zeiten und die Nähe, die wir trotz aller Schwierigkeiten entwickelt haben.

Diese einfache Unterhaltung wird zu einem Wendepunkt für uns. Es erinnert mich daran, dass Liebe nicht perfekt sein muss; sie muss echt sein und die Bereitschaft erfordern, in schwierigen Zeiten füreinander da zu sein.

Ich lerne, dass die Entscheidung, Liebe zu empfangen und zu geben, nicht nur unsere Beziehung stärkt, sondern auch mich selbst.

In diesem Moment wird mir klar, dass wir nicht nur über die Herausforderungen sprechen, sondern auch über die Hoffnung, die uns jetzt leitet. Und so schließe ich mit dem Gedanken,

dass wahre Liebe in ihrer Unvollkommenheit blühen kann, solange wir bereit sind, sie zu akzeptieren.

„Ich wünsche dir von Herzen alles Gute auf deinem Weg und hoffe, dass meine Erfahrungen dir dabei helfen können,

die richtigen Entscheidungen für dich zu treffen.

Vergiss nicht, dass du nicht allein bist – ich verstehe, wie du dich fühlst, und bin in Gedanken bei dir."

Deine Gwendoline

Der Einfluss von Social Media auf Beziehungen

In der heutigen Zeit sind soziale Medien ein wesentlicher Bestandteil unseres Lebens. Plattformen wie Facebook, Instagram und TikTok bieten unzählige Möglichkeiten zur Interaktion, Kommunikation und Vernetzung. Doch was in der digitalen Welt so verlockend erscheint, kann im realen Leben zu Problemen führen.

Soziale Medien haben die Art und Weise, wie wir miteinander umgehen, grundlegend verändert. Sie erleichtern zwar die Kommunikation, können aber auch Missverständnisse, Eifersucht und Vertrauensprobleme hervorrufen. Eine Studie von ElitePartner zeigt, dass etwa 63 % der Befragten soziale Medien als Stressfaktoren in ihrer Beziehung empfinden. Besonders der ständige Vergleich mit anderen Paaren führt oft zu Unzufriedenheit und kann das Vertrauen in die eigene Beziehung belasten.

Privatsphäre und digitale Grenzen

Oft ist es schwierig, die Grenze zwischen privat und öffentlich zu ziehen. Ein weiteres Problem ist das Teilen von Bildern und Videos, die intime Momente zeigen. Solche Inhalte werden oft ohne Zustimmung verbreitet, was Gefühle der Verletzung und des Misstrauens auslösen kann. Forscher haben festgestellt, dass besonders jüngere Menschen anfälliger für digitale Eifersucht sind, was die Beziehungsdynamik negativ beeinflussen kann.

Meine Empfehlung:

Setzt klare Grenzen für die Nutzung von Social Media in der Beziehung. Besprecht, was für euch beide akzeptabel ist und was nicht.

Sprecht offen über eure Online-Aktivitäten. Klärt Missverständnisse, bevor sie zu Problemen werden – Kommunikation ist der Schlüssel, um Vertrauen zu schaffen.

Eingeschränkte Intimität

Soziale Medien können auch dazu führen, dass Paare weniger intim miteinander umgehen. Statt persönlicher Gespräche verbringen viele Menschen mehr Zeit damit, durch ihre Feeds zu scrollen oder online zu kommunizieren. Diese digitale Ablenkung kann Partner emotional voneinander entfernen und langfristig zu Entfremdung führen. Das ständige Verweilen in der digitalen Welt kann dazu führen, dass wertvolle Momente im realen Leben verpasst werden.

Studien zeigen, dass Paare, die weniger Zeit mit dem Handy verbringen und sich aktiv um ihre Beziehung kümmern, eine stärkere emotionale Bindung haben und zufriedener sind.

Das könnt ihr tun:

Plant regelmäßige Offline-Zeiten ein, in denen ihr euch ausschließlich aufeinander konzentriert – ein wöchentliches Date oder ein gemeinsames Abendessen ohne digitale Ablenkung.

Reduziert die Nutzung sozialer Medien während eurer gemeinsamen Zeit. Legt die Handys beiseite, um die Intimität zu stärken.

Ich wünsche dir alles Gute und wenn du weiterlesen magst,
habe ich hier eine Liste meiner anderen Bücher für dich:

Liebe in der Ehe

So entfachst du, das Feuer der Leidenschaft wieder neu.

Ratgeber

ISBN-13: 9783754347072

Das wahre Gesicht des Fetischs

Ratgeber

ISBN-13: 9783754373705

Seelenverwandtschaft entdecken

Das intime Beziehungsspiel mit 180 Fragen

in drei Kategorien

SBN-13: 9783756812387

So erziehst auch du k(l)eine Arschlöcher heran

Ratgeber

ISBN-13: 9783756211371

Zwischen Verlangen und Liebe

Roman
ISBN-13: 9783754355589